リンパケア検定

2級　公式テキスト

リンパケアの基礎知識と
基本手技

一般社団法人日本リンパ協会〔編著〕
上馬場 和夫〔監修〕

評言社

古くて新しい合理的なセルフケア

　昨今、日本は少子高齢化の道をどんどん進んできた。どうしても高齢者に対する医療や介護などの費用が増えてくる。そのためこのまま高齢者の医療費や介護費用が高騰して国力まで落ちてくる危険性は、緊迫した社会問題となっている。

　国の健康問題への処方箋を考える場合、私自身は「最も古いものに、最も新しいものがある」ということに気づき、将来の人類の道は、古代の人々の生活の仕方を学ぶことでヒントが得られるはずだと思っている。特に古代では「養生」という概念があった。そして、死についても忌避するのではなく、生活の中で自然な出来事であるので、死を受け入れ、死後の生き方についても、それなりの理論を立てて説明していた。日本や中国だけでなく、インドやチベットには、そのような養生の仕方に関する詳細な知識があり、死についても、詳細な受け入れ方があった。

「養生」とは、基本的にセルフケアであるので、医療経済的にも合理的である。また自身の体に気づくことで、生き生かされている自分に気づくことができる。今後「セルフケア」を振興することが将来の日本を救うことになると思われる。

　ともあれ「死ぬまで元気でぴんぴんしていて、コロリっと逝きたいな」というのが万人の願いであることは間違いない。そのために、古来からの養生法の有用性は、現代医学の進歩と共に検証が進んできた。例えば、漢方薬の有効性や、伝統的な和食が健康によいという疫学的データから栄養学的研究成果などが報告されている。

「養生」としてのセルフケアは、内治、外治、不内外治に分けられる。内治とは、内から治す食事や薬、外治とは外から皮膚を刺激する方法、つまりマッサージや「按摩」と中国では呼ばれていた方法である。不内外治とは、内からでも外からでもないもの、運動や体操などである。

じつは、本書の中には、まさに「養生」のセルフケアのポイントが、特に外治について詳細に記述されている。食事や運動、体操についてもリンパ体操や生活習慣などとして一部紹介されている。まずは、外治としてのリンパケアが克明に記述されており、家族のスキンシップのきっかけにもなるように配慮されているのはありがたい。

リンパケアとは、皮膚の外からアプローチして、リンパの流れを促す方法であるが、近年、本書の中にも記載されているように、リンパの重要性が見直されてきた。しかし、リンパの流れを促すリンパケアの具体的な方法は、古来からの按摩やマッサージ、アビヤンガ、推拿などの名称で呼ばれて行われてきた方法そのものでもある。

最近のリンパドレナージュと呼ばれる方法では、リンパ管を、表皮にしか存在しないもののように考えているきらいがある。じつはリンパ管とは、筋膜や筋肉内にも多く存在し、筋肉を揺らすだけでも筋肉内のリンパ流が増えることもリンパの研究でわかってきている。であるので、本書のようなリンパケアでは、筋膜や筋肉のリンパケアも行っており、より合理的であると思われる。

また、リンパ管だけが、組織のデトックスをする循環系ではなく、むしろリンパ系よりも静脈系の方が、大きな働きをしている。特に静脈系は体内の血液の75%、動脈血18%の4倍の量を占めながら、鬱滞《うったい》しやすい構造になっているため、リンパケアの時に同時に静脈還流を促すような本書のリンパケアの方法は、私自身が36年間の伝統医学の研究の結果たどり着いた結論に、十分に沿う方法にもなっている。それが本書を私が推薦する理由である。是非、本書を参考にし、一般の方々でも養生法を学び始めていただきたい。

帝京平成大学ヒューマンケア学部 教授
上馬場 和夫

はじめに

健康であることはすべての人の願いです。どんなに時間や財産があっても、健康でなければ、それらを有効に活用することはできません。

病弱でからだに自信が持てずにいて、それゆえ無職だった私は、13年前にリンパケアと出合いました。健康を取りもどした私と病弱時代の私とでは、天国と地獄ほどの違いがありました。リンパケアを始めて半年で体温が36度から36.8度まで上昇し、すっかり健康体になり、それ以来、薬や病院のお世話になったことがありません。

人のからだは、お金をかけずにノーリスクで、自分でケアできるということを、身をもって実感しています。このことを一人でも多くのかたに知っていただきたいと思い、約10年前に日本リンパ協会を発足いたしました。

ここでいう「リンパケア」とは、いわゆる「リンパを中心とするケア」ですが、リンパに関する専門知識の習得や、リンパの流れをよくするための生活習慣も含めたリンパ全体のケアのことです。

リンパとリンパケアの世界は学べば学ぶほど奥が深いのですが、だれにでもリンパケアが身につけられるようにと心がけながら、経験的な側面と専門知識の側面から、10年間にわたって講座などを通じてリンパケアの普及に努めてきました。

この間、さまざまなところでリンパケアやリンパドレナージュなどを教える団体やグループができ、それぞれ教え方や講座内容に違いがあることから、しっかりした知識と手法を身につけたいというニーズが高まってきました。また、時代の流れとともに最近は受講生のレベルが上がり、もっとロジカルに、より専門的にリンパケアを勉強したいという要望が多くなってきました。

そこで、だれでもリンパケアを学ぶことができるように、また、一定レベル以上のきちんとした知識と手技を習得したいというニーズにお応えできるように、そして、リンパをしっかり学ぶ人の励みになればと、日本リンパ協会の資格として「リンパケア検定™」を実施することにいたしました。

本書はその入り口の第一段階の資格として、リンパの基礎知識とセルフリンパケアの方法を問う「リンパケア検定２級」のテキストとして編集しました。

手技だけでなく専門的な知識も身につけ、リンパケアが根拠のある有効なメソッドであるということを同時に知っていただくことが、リンパケア検定の目的です。

多くのかたがたにこの検定をご活用いただき、セルフメディケーションの一助になれば幸いです。

一般社団法人 日本リンパ協会

代表理事　池田ことみ

目次●リンパケア検定［2級］公式テキスト

第 1 章

日本リンパ協会と「リンパケア検定™」

Official Approval Textbook for Lymphatic Care

1 一般社団法人 日本リンパ協会について

日本リンパ協会は、自然治癒力を高めるリンパケアを普及させることを通して、人々の生き生きとした暮らしの実現と、とくに女性の職業支援を行うことを目的として発足しました。

■沿　革

2003 年　ボランティア団体として講座開講
2006 年　協会として発足（第 1 回目の資格認定講座開講）
2012 年　法人登記（一般社団法人）
「美と健康・癒しフェスタ湘南」を開催（以降毎年開催）し、入場料の全額を東北大震災被災者支援団体に寄付
リンパマスター講座開講
2013 年　シンポジウム「リンパで 7 歳若返る !? 免疫力アップの秘密」を湘南リビングと共催（ゲスト : 安保徹博士ほか）
2015 年　『リンパケア検定 2 級公式テキスト』出版
東京、横浜、大阪で「リンパケア検定 2 級」試験開始
2016 年　協会で設定していた「リンパの日」が、日本記念日協会により認定・登録
『リンパケア検定 1 級公式テキスト』出版
「リンパケア検定 1 級」試験開始

■協会理念

- 身につけた知識・技術が一生あなたの味方となるよう努めます
- いくつになってもあきらめないあなたを応援します

講座ではリンパ系の仕組みや免疫学などの座学、セルフリンパケアのテクニック、ご家族や友人への癒しテクニック、血流促進のためのリラクゼーションテクニック、美顔リンパケア、プロセラピストをめざす人

のためのリンパケア等、ニーズに合わせたメソッドを用意しています。これらを身につければ一生あなたの味方になります。

主な活動内容

- 「ホームリンパケア」「セルフリンパケア」「セラピスト（リンパスペシャリスト）」「リンパマスター（講師）」等の資格認定講座の開催
- 各種セミナーの開催
- 美容や健康などに関するイベント企画・運営
- リンパケアや美容・健康に関する調査・研究
- リンパケアや美容・健康関連商品の企画・製造・販売
- 健康関連団体・企業への情報提供・協力・監修・認定
- 企業の福利厚生事業等への協力、国・公共団体の健康増進施策への協力
- 検定事業
- 出版・メディア事業　ほか

各種資格認定講座の開催

●リンパケア学習講座

①「セルフリンパケア講座」（名称：セルフリンパスペシャリスト）

②「ホームリンパケア講座」（名称：ホームリンパスペシャリスト）

●プロ養成講座

①「ハンドリンパスペシャリスト講座」

②「セラピスト（リンパスペシャリスト）資格認定講座」

③「リンパマスター講座」（リンパケア講師養成）

※これら上記の資格は、「リンパケア検定２級」「リンパケア検定１級」とは違い、実技がメインの資格認定講座です。

●オンライン講座（セルフリンパケア講座・リンパ講師講座）を開設

2 「リンパケア検定™」について

■リンパケア検定とは

インターネットの発達もあり、さまざまな健康情報が氾濫するようになった近年、「自分の健康は自分で守りたい」「お金をかけずに自然な方法で美しくなりたい」と希望する人が急増しています。

そのような中で、自分自身や家族、友人の健康維持や健康増進、若返りのためにリンパケアを身につけたいと思っている人がとくに増えてきました。しかし、リンパケアを正しく安全に行うためには、当然、正しい知識が必要です。リンパケアの手技だけではなく、リンパや人体についての医学的な基礎知識が不可欠です。

リンパに関する幅広い知識が身についていて、リンパケアを安全に行えるかどうかを問うのが「リンパケア検定」です。
自分のからだは自分で改善することができます。そのための重要なポイントのひとつがリンパの流れです。なぜリンパの流れが重要なのか、医学的な根拠を学べば、氾濫している健康情報に惑わされることはなくなります。

■リンパケア検定の内容

リンパケア検定２級では、お金をかけずに自分と家族の健康にリンパケアを役立てること、１級では、セラピスト、介護士、看護師、医師など、からだをケアするお仕事をされているかたがたのリンパケア導入のガイドとなることを目標にしています。

▶ 2 級で学べる内容

からだやリンパに関する基礎知識、禁忌、リンパの流れをよくする生活術など、リンパケアについての基本的な内容。

- リンパの基礎知識
- セルフリンパケアの方法
- リンパ体操
- ストレッチ、表情筋ストレッチ、リンパ体操、生活習慣　など

▶ 1 級で学べる内容

からだやリンパ系に関する 2 級より踏み込んだ知識と技術。

- 細胞と組織
- リンパ系器官の役割
- 症状別リンパケア
- 他者へのセラピー
- 法律　など

検定で得られるもの

リンパケア検定は 2 級→ 1 級と 2 段階の検定試験があり、それぞれの段階の基準に達した場合、合格証を発行します。

2 級合格者は 1 級試験を受験できますが、2 級資格のないかたは 1 級の受験はできません。

1 級試験に合格し、所定の手続きを経ることにより「リンパケアアドバイザー™」として名乗る資格を得られます。希望者には認定カードが発行されます。

リンパケア検定試験の合格をめざして学習すると、楽しみながら美容と健康に関する知識を身につけることができます。そして、自分自身のケアや健康・美容に自信が持てるようになるだけでなく、家族、友人などにアドバイスができるようになります。

さらに、セラピストや治療家、サロン経営者・スクール運営者・講師業・健康・美容業界に従事しているすべてのかたがたにとっては、レベルアップ、スキルアップや信用アップにつながります。

■「リンパケア検定２級」の出題内容と出題範囲

リンパケア検定２級の出題数は 50 問、出題形式は「○×式」（25 問）と「４択式」（25 問）です。

リンパケアの中でも重要なこと、とくに知っておいてほしいことについて出題されますが、大きく分けると「リンパの基礎知識」「セルフリンパにおける基本の手技」「リンパに関係する健康法」の３つの分野です。いずれも、本書に記載されている内容がベースとなりますので、本書の内容をしっかり学んでください。

また、最新の研究などによって裏づけられた医学・生理学的な内容がテキスト以外からも１～２問出題されることもあります。医学の世界では常に試験研究が行われていて、新たな学説が登場したりしますので、ある日新しい発見によって過去の説が覆されることがあり、常に学び続ける必要があるからです。

本書の巻末に本番の検定試験と同じ形式で練習問題を掲載してあります。本書での学習が終わったあとでチャレンジしてみてください。学習到達度の確認、試験対策にお役立ていただけます。

検定試験実施要項

受験資格	2 級はリンパケアに興味のあるかたであれば、どなたでも受験できます。 2 級に合格すると 1 級受験資格が得られます。
受験料	2 級：　6,000 円（税別） 1 級：12,000 円（税別） ※予告なく変更される場合がありますので、受験前に必ず協会に確認してください。
受験時期	※オンライン受験（インターネットによる WEB 検定）は随時実施。https://lymphcarekentei.lymphjapan.com/ ■申し込み～受験までの流れ 日本リンパ協会 HP「リンパケア検定試験申し込みへ」のページから下記の手順で申し込んでください。 申し込みボタン ➡ 必要事項記入 ➡ 申し込み 送信 ➡受験料振り込み➡協会から受験用 ID・パスワード送信
受験の仕方	2 級合格後 1 級受験資格が得られます。 併願不可、1 級のみの受験不可。
合格基準	7 割以上の正解で合格。ただし、最低限必要な重要な項目についての正解が少ない場合、合格できないことがあります。
受験の仕方	受験の仕方、申込方法等の詳細は協会 HP などで告知
試験形式	2 級：「○ × 式」と「4 択式」　計 50 問 1 級：「○ × 式」と「4 択式」　計 60 問

詳細・お問い合わせは一般社団法人 日本リンパ協会公式サイトまで。

https://lymphjapan.com/

3 よくある質問

Q リンパケアの手技の順番はテキストどおりにすべて覚えなければ試験に合格できませんか？

A いいえ。リンパケアの効果は、やり方によって○と△があっても×はありません。リンパケアの手技はリンパの流れの方向や分水嶺など、解剖学的な根拠に則って行うのが基本ですが、細かい順番などに神経質になる必要はありません。

Q 検定試験に合格すれば日本リンパ協会の会員になれますか？

A 試験に合格しなくても所定の手続きによって会員になれます。逆に試験を受けただけでは会員資格は与えられません。また、日本リンパ協会の認定講座を受講された方は、入会金なしで会員になれます。詳細は協会 HP をご覧いただくか、ご不明な点は協会にお問い合わせください。

Q 日本リンパ協会の認定資格はいろいろあるようですが、主にどんな資格がありますか？

A 大きく分けて、プロを目指す資格と目指さない資格があります。前者は、リンパスペシャリスト®(セラピスト)、ハンドリンパスペシャリスト®、認定講師です。後者は自分や家族のケアのためのセルフリンパスペシャリスト、ホームリンパスペシャリストです。

Q 日本リンパ協会の認定資格を持っています。リンパケア検定とはどこが違いますか？

A 資格認定講座ではリンパの基礎知識も学びますが、主に実技が中心です。リンパケア検定は実技の試験はなく、ペーパー試験のみです。検定試験で基本的な正しい知識が身につきますので、リンパスペシャリスト認定資格（ホームリンパ、セルフリンパ、セラピスト）や認定講師資格などをお持ちの方でも検定試験の受験を希望される人が増えています。

Q 検定１級に合格したらセラピストになれますか？

A 手技は頭でなくからだで覚えるものなので、１級の検定に合格しただけでは不十分です。リアルな経験がないと難しい世界です。本に書かれた内容の“見よう見まね”でできるようなものではありませんので、スクールでの受講は必須です。

Q ２級の検定試験はなんとか合格できましたが、思ったより難しい印象でした。１級もやはり難しいのでしょうか？

A ２級も簡単な試験ではなく、クイズのような誰でも合格できるものではきちんと学習をした人にメリットがありません。合格の喜びも薄れるものです。１ 級ではさらに難易度を上げ、合格した人が誇れるような検定をめざしています。

■リンパケア検定とリンパスペシャリスト資格認定講座との違い

	リンパケア検定	リンパスペシャリスト資格認定講座
受　講	不要 (希望者には対策講座開講予定) アドバイザーは研修あり	必須
グレード	• リンパケア検定2級 • リンパケア検定1級 • リンパケアアドバイザー	認定講座名称(グレードはそれぞれリンパスペシャリスト®の名称付与) • セルフリンパケア初級(3級)/中級/上級(2級)/マスター(1級) • ホームリンパケア初級(準2級)/中級(2級)/上級(準1級)/マスター(1級) • セラピスト/セラピストマスター • ハンドリンパスペシャリスト/ハンドリンパマスター • 認定講師(マスター)
内　容	実技以外の知識試験 • アドバイザーは座学の研修	理論などの座学のほかリンパ体操など 内容の多くは手技

※2020年6月現在

詳細・お問い合わせは一般社団法人 日本リンパ協会公式サイトまで。
https://lymphjapan.com/

第 2 章

リンパって何？

Official Approval Textbook for Lymphatic Care

1 リンパについてどのくらいご存じですか？

リンパについて学ぶ前に、あなたがどのくらいリンパについて知っているか、あるいは知らないか、まず、以下の質問について考えてみてください。

答えを書いてみてから、22ページ以降に進みましょう。

Q1 リンパケア、リンパドレナージュなど、リンパと名のつくセラピーは西洋医学由来でしょうか？　東洋医学由来でしょうか？

A あなたの答え

Q2 リンパ管の中をリンパ液が流れています。では、リンパ液には何が含まれているでしょうか？

A あなたの答え

Q3

私たちのからだの中には、リンパ管の中継点となるリンパ節があります。「リンパ腺が腫れた」とか昔からいわれますが、リンパ腺というのは、正しくはリンパ節のことです。では、リンパ節とは何でしょうか？

A あなたの答え

Q4

リンパは、血液以上に流れが滞りがちです。それはなぜでしょうか？

A あなたの答え

Q5
リンパは生活習慣によっても流れが滞ってしまいます。どのような生活習慣がリンパの流れを悪くするのでしょうか？

A
あなたの答え

Q6
リンパの流れが滞ると、からだにどんな影響が出るでしょうか？

A
あなたの答え

Q7 リンパケアによって期待できる効果にはどんなことがあるでしょうか？

A あなたの答え

2 Q＆Aと解説

Q＆Aの解答のほか、リンパに関する解説もぜひお読みください。基礎知識の修得と検定試験に役立つ事項を記載しています。

Q1 リンパケア、リンパドレナージュなど、リンパと名のつくセラピーは西洋医学由来でしょうか？　東洋医学由来でしょうか？

A1

■リンパケアは西洋医学由来

西洋医学由来です。

東洋医学や漢方などでは、「気の流れ」「血の滞り」などという言葉がよく使われます。リンパも「流れ」とか「滞り」といいますので、東洋で始まったのではないかと思われる人が多いかもしれません。

また、リンパケア、リンパドレナージュと聞くと、「ツボ」を連想して東洋医学由来だと思われる人も多いのですが、リンパはもともと解剖学的な、つまり西洋医学的な根拠のある療法なのです。

東洋医学が経験的・体験的であるのに対してリンパケアは、リンパ液、リンパ管、リンパ節、リンパ組織・リンパ器官といった「リンパ系」の医学知識に基づいた療法なので、西洋医学由来であるといえます。

■リンパ液は紀元前５世紀から知られていた

リンパの英語表記は lymph、ラテン語表記では lympha です。語源はギリシャ神話の nymph で、山や水、森などの精で、乙女の形をとる女神です。Nymph から lympha へと変化したのですが、リンパの語源が nymph なのは、リンパ液がほぼ透明だからであろうと考えられています。

リンパ液については、紀元前 5 世紀に医学の父ヒポクラテスが「白い血」と表現していたとされています。その後も、いまでいうリンパ系が研究されましたが、3 世紀から 15 世紀までの間は宗教的な理由から解剖ができなくなりました。

15 世紀からリンパ系の研究は再開され、16 世紀にはリンパ系の一部のリンパ管についての記載がされるようになり、17 世紀になるとさらに研究が進み、18 世紀にはリンパ管の解剖書が刊行されました。

日本では江戸時代の 18 世紀に杉田玄白らが、ドイツの医師ヨハン・アダム・クルムスが書いた医学書のオランダ語訳『ターヘル・アナトミア』を『解体新書』として翻訳しました。『解体新書』では、リンパ系についても触れられています。

その後、顕微鏡の発達や医学の発達にともない、リンパ系の研究は進み、現在に至っています。

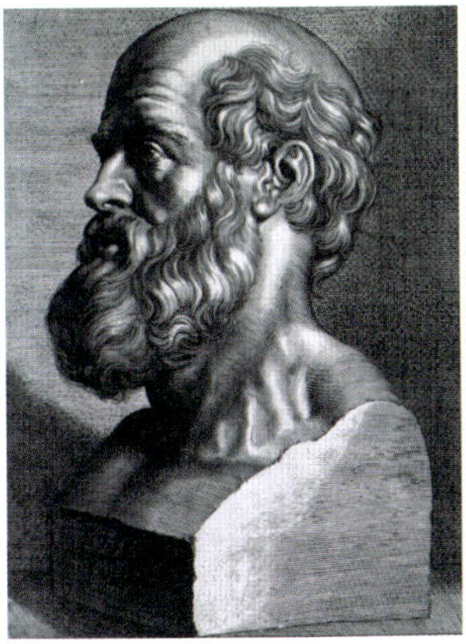

ヒポクラテス（版画：ルーベンス作）
（アメリカ国立医学図書館所蔵）

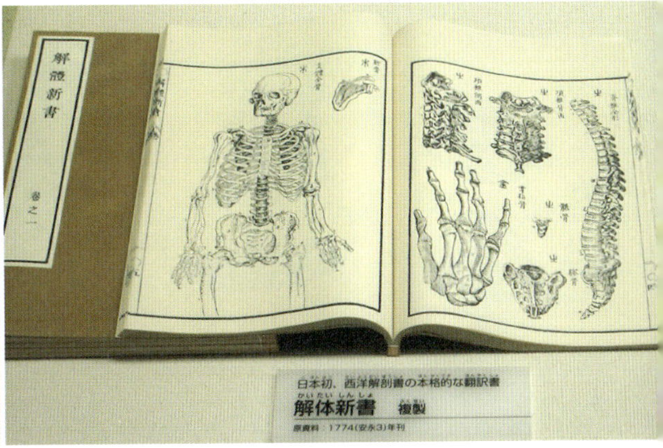

解体新書（複製、国立科学博物館所蔵）

Q2 リンパ管の中をリンパ液が流れています。では、リンパ液には何が含まれているでしょうか？

A2

リンパ液の大部分はリンパしょう

リンパ液の内容は水分（リンパしょう）が大部分で、リンパ球、脂肪などを含むほか、老廃物や細菌、ウイルス、がん細胞、タンパク質（アルブミン、グロブリンなどの血しょうタンパク）などが入ってくることがあります。

リンパ液を見たことがありますか？　皮膚に傷ができたときに、透明な液体が出てきますね。あれがリンパ液です。やけどのときの水ぶくれとか、靴ずれのマメの中身などもリンパ液です。涙にもリンパ液が含まれています。

毛細血管からしみ出た血しょうが細胞間の組織液となり、組織液はリンパ管に入ってリンパ液となります。

Q3 私たちのからだの中には、リンパ管の中継点となるリンパ節があります。「リンパ腺が腫れた」とか昔からいわれますが、リンパ腺というのは、正しくはリンパ節のことです。では、リンパ節とは何でしょうか？

A3 ■リンパ節はリンパ系におけるフィルター

リンパ節はリンパ系におけるフィルターということができます。リンパ節は、リンパ管の中を流れてきた老廃物、異物や病原体をとらえて処理します。リンパ節にいるマクロファージ（後述）などが老廃物や異物を食べ、免疫細胞（リンパ球のこと）は病原体の抗体をつくって攻撃します。「リンパ腺が腫れる」のは、リンパ球が病原体を見つけて戦っているからです。

また、つくられた抗体はリンパ節から血管に入り、病原体がいる場所に行って攻撃してくれます。

水虫ができると膝の裏のリンパ節が腫れるとか、虫歯になると首のリンパ節が腫れるということがありますね。これは、それぞれのリンパ節でリンパ球が病原体と戦っているということです。

リンパ節は、毒ヘビに噛まれたときにたとえると、毒がからだ中に回らないように要所で食い止める働きをしています。

リンパ節は現段階ではからだに600～800個ほどあるとされています。主なリンパ節はどこにあるのでしょうか？　すぐに思いつくのは脇の下（腋窩《えきか》リンパ節）や鼠径《そけい》部（鼠径リンパ節）でしょうか。

耳の前から耳の下（耳下腺リンパ節）、耳の後ろ（耳介後リンパ節）、顎の下（顎下《がくか》リンパ節）など、体調が悪くなったときなどに腫れたりグリグリができるところがリンパ節です。膝の裏（膝窩《しっか》リンパ節）や肘の裏（肘窩《ちゅうか》リンパ節）にもあります（リンパ節は第３章で解説）。

Q1 リンパは、血液以上に流れが滞りがちです。それはなぜでしょうか？

A1

■リンパには心臓のような「ポンプ」がない

血液の場合は心臓という強力なポンプがありますが、リンパにはそのような大きなポンプがないからです。では、リンパはどうして流れるのでしょうか？　また、「リンパの流れをよくしましょう」といわれたら、何をすればいいでしょう？

リンパが流れるのは、主に骨格筋の運動によります。したがって、筋肉を動かすことによって、リンパの流れがよくなるのです。寝たきりになるとリンパの流れが悪くなり、むくんだりします。

呼吸もリンパを流しています。深呼吸をすると、深いところのリンパの流れがよくなります。横隔膜も筋肉ですから、深呼吸をすると筋肉を動かすということにもなりますね。

リンパ管には基本的に弁がついていて、リンパが逆流しないようになっていますが､弁と弁の間の部分が収縮したり蠕動運動したりして、リンパはゆっくりと流れています。リンパの流れは一方通行です。

また、腸の蠕動運動によってもリンパは流れています。

さらに、外部圧、たとえばリンパケアなどによってリンパの流れはよくなります。

ですから、さきほども触れましたが、入院などで寝たきりになるのはリンパの流れにとって非常によくないので、入院することになってしまったら、深呼吸をすること、リンパケアをしてもらうことをおすすめします。

Q5 リンパは生活習慣によっても流れが滞ってしまいます。どのような生活習慣がリンパの流れを悪くするのでしょうか？

A5

■冷えはリンパの大敵

冷え、食事、薬剤、下着、筋肉の状態、加齢などがリンパの流れに影響します。

まず、からだを冷やすような生活習慣はリンパの流れを悪くします。リンパは冷えに弱いということを覚えておいてください。

ストレスがたまりやすい生活習慣を送っていると、リンパが滞りがちになります。ストレスで心が冷えるとからだも冷え、体温が下がります。逆に、からだが冷えると心も冷えます。心とからだはつながっています。

リンパは冷えに弱いので、からだを冷やす食事よりも温める食事にすることも大切です。どのような食事がからだを冷やすかについては、第７章で解説しています。

Q6 リンパの流れが滞ると、からだにどんな影響が出るでしょうか？

A6 ■リンパの流れは健康面と美容面に影響する

リンパの流れが滞ると、むくみが出たり、さまざまな痛みが出たり、病気になりやすくなります。美容面では、肌荒れ、シミ、シワ、たるみなどの原因になります。

リンパの流れが滞ると、まずむくみが出やすくなります。それから、疲れやすくなったり、だるくなったりします。そして、病気になりやすくなります。がんや精神疾患も例外ではありません。老廃物や細菌、ウイルスが処理されなくなってしまうからです。リンパケアを始めてから風邪を引きにくくなったとか、インフルエンザにかからなくなったという声は多く聞きます。

リンパの流れが悪くなるとからだ（筋肉）が硬くなります。筋肉が硬くなると、肩こりや腰痛になりやすくなります。肩こりの原因の多くは血流障害によるものですが、血流はリンパの流れにも影響を与えます。さらに、原因不明の痛みなども起こりやすくなります。

こりを取るために指圧をしてもらったとき、そのときは調子がいいのですが、すぐに元にもどってしまったという経験はありませんか？

これは、こりを引き起こしている老廃物が指圧によって一時的に離れて気持ちよくなるのですが、老廃物はリンパの流れに乗れずにリンパ節というゴールまで行っていないので、少し時間が経つと元にもどってしまうからです。

きちんとリンパケアをすれば、老廃物はリンパ節に運ばれて処理されやすくなります。

リンパケアをしたら十年来悩まされていた耳鳴りがしなくなったという男性の例があります。その男性に耳を挟むようにするケアの方法を指導したところ、２週間後に報告に来てくれて、「どこに行っても治らなかった耳鳴りが、これをやったら１日でなくなりました」とたいへん喜んでいました。

また、耳の周りをほぐしただけで片頭痛がなくなった人もいます。ほうれい線も同じ場所の筋肉が硬いことが原因なのです。ですから、耳の周りの筋肉をほぐしてリンパケアをすれば、片頭痛が解消されて顔もきれいになるということもあります。

血液の循環が悪いとさまざまな病気になりやすくなるとよくいわれていますが、リンパの流れも同じなのです。

リンパの流れの悪いところにはシミができやすい

ここまでは主に健康面への影響について述べてきましたが、リンパの流れが滞ると、美容面にはどのような影響が出るでしょうか？

女性にとってはたいへん気になる肌荒れ、シミ、シワ、たるみなどの原因になったり、顔が老けて見えるようになったりします。

シミについては、原因として紫外線ばかりがいわれますが、じつはリンパの流れの悪いところの皮膚にはシミができやすくなるのです。当協会のセミナーに来ていた女性の例ですが、リンパケアでシミを消してしまった人がいます。その人は、不眠症の解消のためにこめかみのリンパケアをしていたのですが、こめかみにはたまたま五円玉大のシミがありました。

彼女はがんばってリンパケアを続け、よく眠れるようになってきたころのある日、息子さんに「あれ？　お母さん、シミがなくなったね」といわれて気づいたそうです。

リンパケアをすれば簡単にシミが消えるという話ではありませんが、根気よく続ければ消えてしまうこともあるのです。シミが薄くなってきた、色が白くなってきたという報告は多く、リンパケアの即効性を実感されるようです。

太ももの内側やお尻、二の腕など脂肪が多く冷えやすいところにはセルライトができやすく、いったんできてしまうとなかなか取り除けません。セルライトもリンパの滞りが原因でできやすくなります。セルライトができてしまうと、セルライトがリンパ管を圧迫して、ますますリンパの流れが悪くなるという悪循環に陥ります。

Q7 リンパケアによって期待できる効果にはどんなことがあるでしょうか？

A7 ■リンパケアは健康と体質改善に効果大

解答は以下のとおりです。

リンパケアは、健康や体質改善に多くのプラスの効果が期待できます。

- 筋肉の硬さが取れて可動範囲が広がり運動機能がアップします。
- 老廃物が排出されて、栄養の吸収がよくなります。
- 肩こりや首のこりが軽減します。
- 生理作用が活発になります。（呼吸・神経・発汗・ホルモン・胃腸）
- やせやすくなります。
- 体温が高くなり、また、副交感神経が優位になるので、免疫力が高まります。それにより、安眠効果もあります。
- 病気になりにくくなります。
- ホルモンバランスが整います。
- 老廃物が除去されやすくなり、美肌効果が上がります。
- 精神疾患の症状軽減、予防につながります。
- ストレスが軽減されます。

上記以外にも多くの事例があります。ただし、効果には個人差があります。

2章のポイント

❶リンパおよびリンパケアは西洋医学由来。医学の解剖学から派生したものである。紀元前5世紀に医学の父ヒポクラテスはリンパ（液）を「白い血」と呼んでいたという。

❷リンパ液の内容は水分（リンパしょう）が大部分。リンパ液には、リンパ球、脂肪などが含まれ、老廃物や細菌、ウイルス、タンパク質（血しょうタンパク）などが入り込むこともある。

❸リンパ液はほぼ無色透明である。皮膚に傷ができたときに傷口に透明な液体が出てくるが、それはリンパ液である。

❹リンパ節はリンパ系におけるフィルターの働きをする。リンパ管の中を流れてきた老廃物、異物や病原体をとらえて処理する。

❺リンパ球（＝免疫細胞）は、体内に侵入してきた異物や病原体の抗体をつくって、これらを攻撃する兵士の働きをする。「リンパ腺が腫れる」のは、リンパ球が病原体と戦っているときの現象である。

❻リンパ節は、病原体などがからだ中に回らないように要所で食い止める働きをしている。リンパ節はからだに600～800個ほどあるとされている。

❼リンパ（液）は、リンパ管自身の収縮運動、骨格筋の運動（からだの動き）や呼吸、腸の蠕動運動などによって全身をゆっくりと流れている。

❽リンパ（液）の流れが悪くなると、むくんだり、疲れやすくなったりする。老廃物が排出されにくくなり、病原菌への対処能力も衰え、さまざまな疾病の原因になる。

❾リンパ（液）の流れが滞ると、美容面では、肌荒れ、シミ、シワ、たるみなどの原因になる。

❿リンパ（液）の流れは冷えや食事、薬剤、下着、筋肉の状態、加齢などに大きく影響される。とくに冷えには要注意である。

第 3 章

リンパの基礎知識

Official Approval Textbook for Lymphatic Care

1 リンパ系

リンパ液を運ぶ全身のリンパ管、リンパに関係する組織や臓器（リンパ器官）を総合して「リンパ系」といいます。(図 3-1)

リンパ器官には胸腺、骨髄、脾臓、扁桃、虫垂、小腸内のパイエル板、リンパ節などがあります。リンパ器官は免疫組織でもあるので、リンパ系は免疫システムを構成する重要な部分です。(図 3-1)

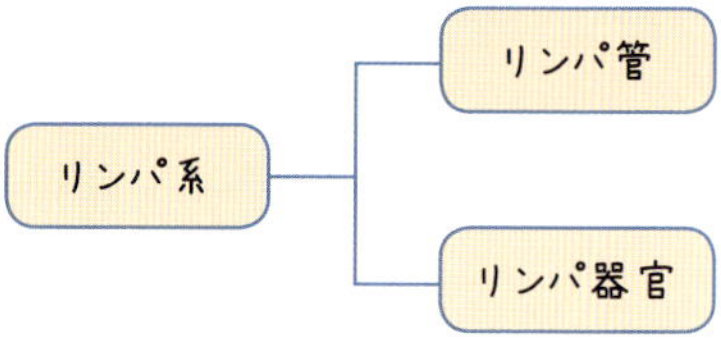

細胞の老廃物は組織液に混じってリンパ管を経由してリンパ節に運ばれ､そこでマクロファージ（白血球の一種）に見つかって食べられます。同様にして、リンパ節に運ばれてきた対象物のうち大きなものはマクロファージに食べられ、小さな細菌やウイルスに対しては、リンパ球（白血球の一種）の抗体が働きます。

リンパ節で処理しきれなかった老廃物はリンパ液とともに最後は静脈（鎖骨下静脈）から血流に入り、肝臓、腎臓を経て排泄されます。

このように、リンパ系は「排泄機能」と「免疫機能」という２つの重要な役割を果たしています。

また、リンパ系のうち、小腸にある中心リンパ管は脂肪を吸収・運搬する働きをしています。このリンパ管を流れるリンパ液は脂肪滴を含んで乳白色をしているので「乳び」と呼ばれます。そのため、リンパ管はかつては「乳び管」といわれていました。

小腸における消化物は肝臓に運ばれるのですが、脂肪だけはリンパ管経由で鎖骨下静脈に運ばれます。

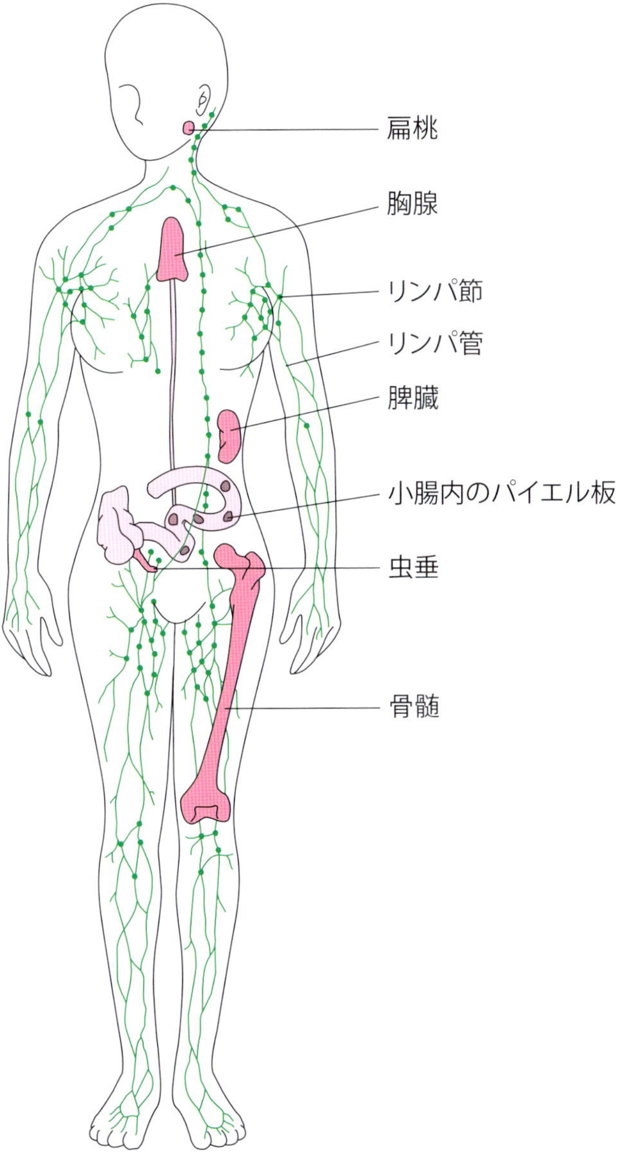

図 3-1　リンパ系

2 からだの水分とリンパ液

私たちの体重に占める水分の量は、成人男性で60%、女性で55%といわれています。新生児のときは70%前後と多く、だんだん減っていって、高齢者になると50～55%になります。

では、この水分の内訳はどうなっているのでしょうか？

からだの水分の約2/3が細胞内を満たしている細胞内液、約1/3が細胞外液、いわゆる体液です。

体液の内訳は、「血液」「組織液」「リンパ液」などです。

血液はご存じのとおり、からだ中に栄養分や酸素を運びます。

組織液は毛細血管から血液の液体成分（血しょう）がしみ出たもので、細胞と細胞の間を満たしています。組織液は毛細血管から栄養と酸素を細胞に運び、細胞の老廃物を血管やリンパ管に運びます。

組織液はリンパ管に入ると、リンパあるいはリンパ液と呼ばれます。

したがって、リンパ液は血液由来ということもできます。心臓から送り出された血液の約90%は静脈を通ってまた心臓にもどってきますが、残りの約10%は毛細血管からしみ出して組織液となります。その組織液全部がリンパ管に入るかというとそうではなく、80～90%は血管にもどり、残りの10～20%がリンパ管に入ります。リンパ管に入った組織液はリンパ液となり、リンパ管からリンパ節を通り、最後は鎖骨下静脈から血流にもどります。（図3-2）

リンパ液は黄色みがかったほぼ透明な液体で、その内容は血しょうに似た成分（リンパしょう）、リンパ球、少量のタンパク質などです。細

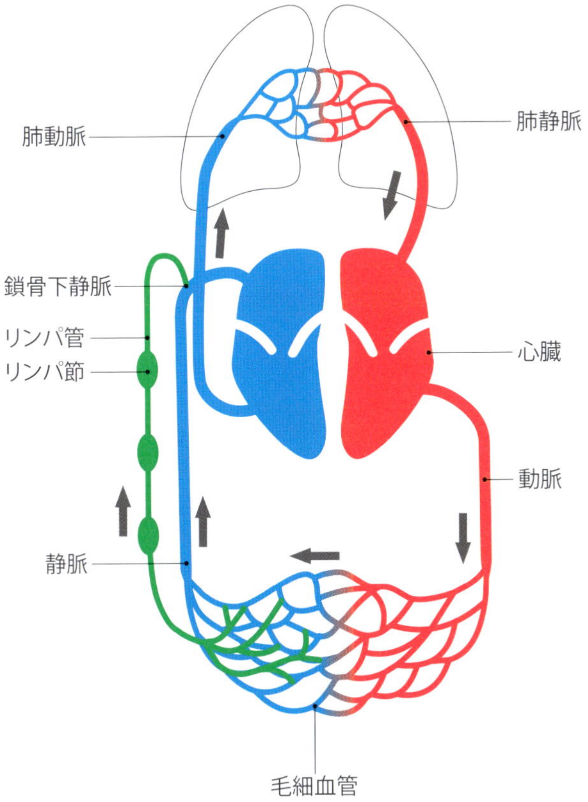

図 3-2　血液の循環とリンパ管

胞からの老廃物、細菌、ウイルス、がん細胞などもリンパ液に入ってきます。

リンパ液の流量は１日あたり約４～８リットルで、血液の毎分４リットルと比べると、かなりゆっくりであることがわかります。流れる速度は秒速 0.5cm 以下、分速 24cm 前後です。

3 リンパ管

1 リンパ液が流れる仕組み

毛細血管から組織にしみ出た組織液がリンパ管に入ってリンパ液になると学びました。リンパ液の始まりは組織液がリンパ管に入るときということになりますが、そのときのリンパ管は「毛細リンパ管」あるいは「起始リンパ管」と呼ばれ、直径は 20 ～ 150 μm（マイクロメートル。μm は 1 ミリの 1/1000）です。毛細血管の 7 ～ 10 μm と比べると太いといえますが、目には見えない太さです。

血液（動脈血）は心臓という強力なポンプによって流れますが、リンパ系には心臓のような強力なポンプがありません。では、リンパ液はどうやって流れるのでしょうか？

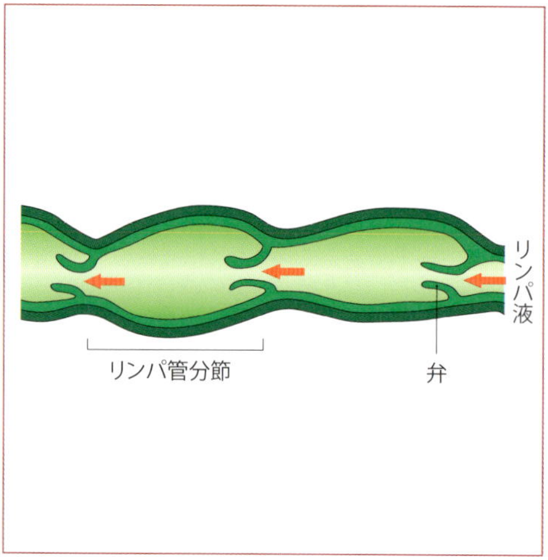

図 3-3　リンパ管

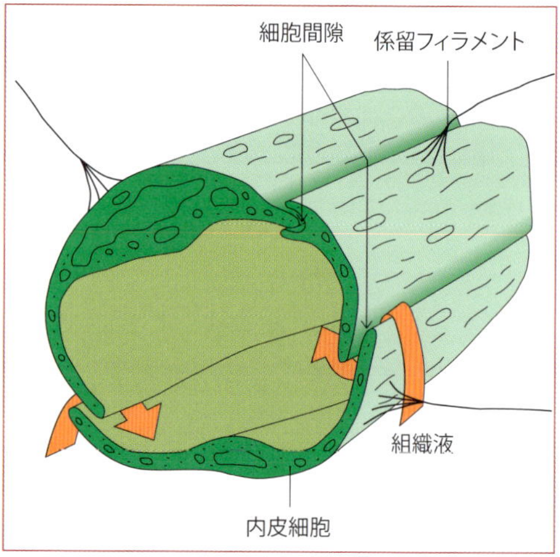

図 3-4　毛細リンパ管の構造

リンパ管には基本的に静脈と同様、逆流しないように弁がついています。弁と弁の間の部分を「リンパ管分節」といい、これらの分節が収縮・弛緩することによって分節から分節へとリンパ液を送りますが、骨格筋の動き、呼吸、腸の蠕動、動脈の拍動、血流の影響などによってリンパ液が流されます。(図 3-3)

さらに、運動や、リンパケアなどによる刺激(外圧)、体温の上昇もリンパの流れを助けます。

リンパ管の始まりである毛細リンパ管には弁がありません。組織液はどうやって毛細リンパ管に入るのでしょうか?

毛細リンパ管の細胞の壁には係留フィラメントという非常に細い繊維があり、このフィラメントが周囲の細胞にくっついています。細胞間が組織液で満たされて圧が高くなったり、筋肉運動やリンパケアなどの外圧によって係留フィラメントが引っ張られたりすると、毛細リンパ管の壁の細胞に隙間ができて、そこから組織液が流れ込んできます。(図 3-4)

毛細リンパ管はからだの表面に近い浅い部分に張り巡らされていて、しかも弁がないので、皮膚の上からのリンパケアでリンパ液を移動させることができるというわけです。

2 リンパ管の分布

皮膚の下には全身にわたってリンパ管が走っていますが(図 3-5、6)、部位によって密度が違います。顔や口腔内、唇、外陰部などには多く、背中などは密度が低く、比較的よく動かす部位ほど多く分布しています。

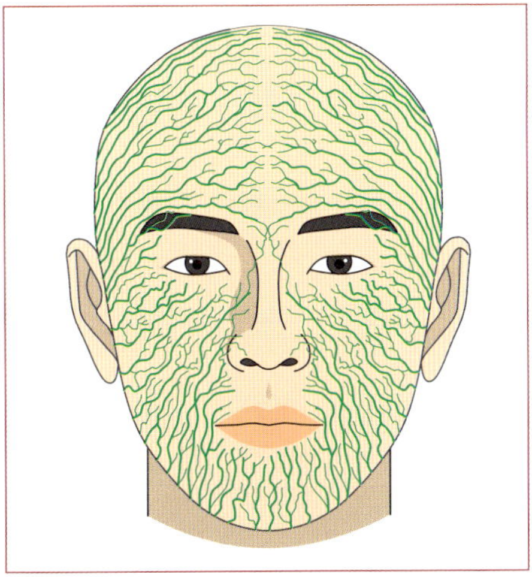

図 3-5　顔面のリンパ管

あまり知られていませんが、歯や舌にもリンパ管があります。内臓周辺にもたくさんのリンパ管やリンパ節があり、心臓にもリンパ管があります。膀胱や尿道、生殖器、ホルモンをつくる内分泌器官の甲状腺にもリンパ管は存在します。

眼球にはリンパ管はありませんが、涙腺、まぶた、結膜、眼輪筋の深い部位には、まばらですがリンパ管が存在します。

脊髄、軟骨、骨にはリンパ管はほとんどありませんが、骨を覆っている骨膜には存在します。

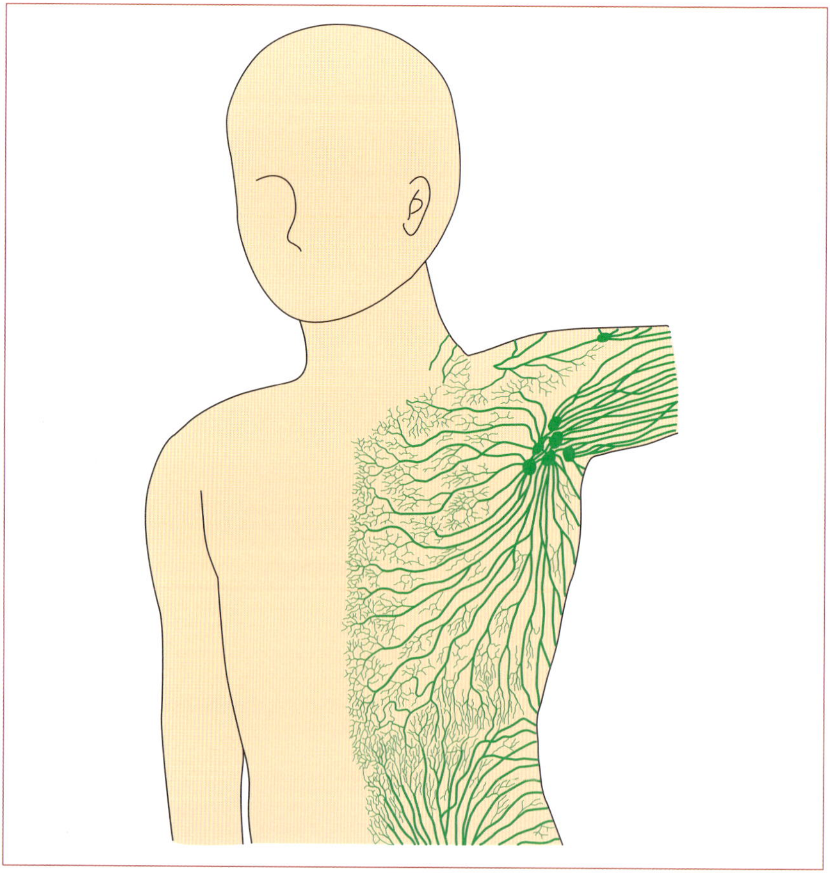

図 3-6　全身のリンパ管（Sappey より改変）

3 全身のリンパの流れ（図 3-7、8）

木の枝のように連絡している毛細リンパ管は、集まって「前集合リンパ管」となります。

その後また合流してやや太い「集合リンパ管」となり、そしてさらに太い「リンパ本幹」につながり、最終的には「右リンパ本幹」と、左のリンパ本幹である「胸管」（長さ 35 ～ 40cm、人体最大のリンパ管で 1 日あたり 2 ～ 3 リットルものリンパ液が流れているといわれている）の 2 本のリンパ本幹となります。

2 本のリンパ本幹は、頸部の右と左にある静脈にそれぞれ合流します。このルートの途中には多数のリンパ節があります。

毛細リンパ管 → 前集合リンパ管 → 集合リンパ管 → リンパ節 → 集合リンパ管 → リンパ本幹 → 静　脈

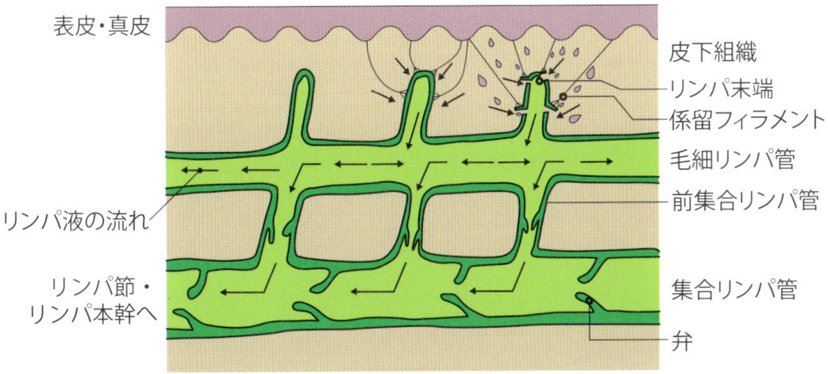

図 3-7　リンパの流れ

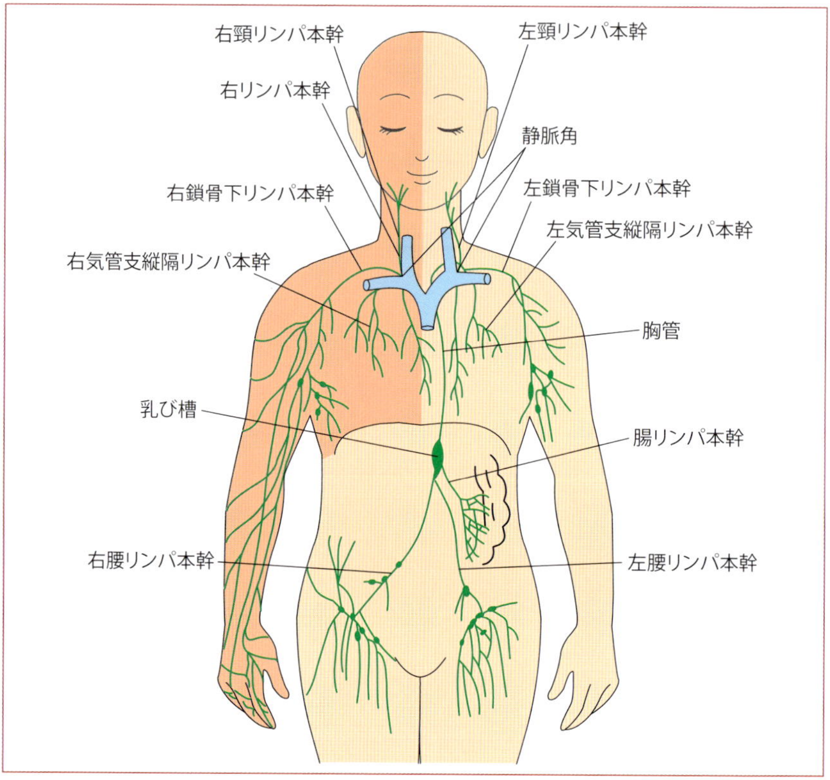

図 3-8　リンパの流れとリンパ本幹
右上半身（色の濃い部分）のリンパは右リンパ本幹へ、それ以外は胸管へ。

毛細リンパ管は、前集合リンパ管、集合リンパ管を経て、浅い場所にあるリンパ節（表在リンパ節）につながります。ここまでは筋肉の上、つまりからだの表面に近い場所を走っているので、「表在リンパ管」と呼ばれます。

表在リンパ管は表在リンパ節に集まり、さらにリンパ節を経て筋肉より深い場所に進み、「深部リンパ管」となります。リンパ本幹は深部リンパ管です。

表在リンパ管が腹腔内などの深部リンパ管に入る経路は限られてい

て、重要な部分は、頸部、腋窩部（脇の下）、鼠径部（足のつけ根）です。

リンパの流れの基本は、毛細リンパ管→前集合リンパ管→集合リンパ管→リンパ節→集合リンパ管→リンパ本幹→静脈ですが、大きく２系統に分かれています。

右上半身のリンパは右リンパ本幹に集合し、それ以外のリンパは胸管に集合します。

▶右上半身のリンパの流れ

右頭頸部のリンパは右頸リンパ本幹に、右手・右上背部・胸などのリンパは右鎖骨下リンパ本幹と右気管支縦隔リンパ本幹に集まります。これら３本のリンパ本幹は右リンパ本幹に合流し、右静脈角から右鎖骨下静脈に入ります。

▶左上半身と両下半身のリンパの流れ

- 左上半身

左頭頸部のリンパは左頸リンパ本幹に、左手・左上背部・胸のリンパは左鎖骨下リンパ本幹と左気管支縦隔リンパ本幹に集まり、腸管など腹部の内臓のリンパは腸リンパ本幹に集まります。

- 両下半身

両足・骨盤・腎臓などのリンパは左右の腰リンパ本幹に集まります。

左右の腰リンパ本幹は腹部で合流し、「乳び槽」という膨らんだ部分に進みます。腸管から来た腸リンパ本幹も乳び槽に合流して、ここから胸管となります。さらに胸管には左頸リンパ本幹、左気管支縦隔リンパ本幹、そして左鎖骨下リンパ本幹が合流し、最後に胸管は左静脈角から左鎖骨下静脈に入ります。

静脈角というのは、鎖骨下静脈と内頸静脈の合流地点のことです。

4 リンパ節

1 リンパ節とは

リンパ管の中継点として、全身には 600 ～ 800 個ともいわれる数多くのリンパ節があります（図 3-9）。そのうちの 100 ～ 200 個は腸間膜にあります。昔から「リンパ腺が腫れた」とよくいわれますが、正しくはリンパ「節」です。リンパ節は、「腺」とは違い分泌を行っていません。

リンパ節の形は、丸・楕円・そら豆などのような形をしていて、大きさは直径約 1 ～ 30mm くらいまでとさまざまです。鼠径リンパ節は大

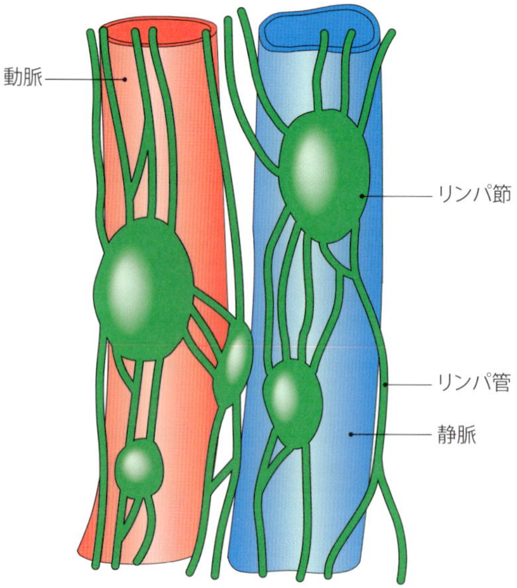

図 3-9　リンパ節とリンパ管

リンパ管は血管に絡みついていて、リンパ管のところどころに大小のリンパ節がある。

きく丸い、外腸骨リンパ節は大きく長い、内腸骨リンパ節は小さく丸い、左右の腰リンパ節は大きく長いなどの特徴があります。

リンパ節には、リンパ液が入っていく何本かの「輸入リンパ管」と、リンパ液が出て行く何本かの「輸出リンパ管」があります。輸入リンパ管と輸出リンパ管では数や太さが異なり、輸出リンパ管のほうが数が少なく、太くて弁が多く、内径が不規則であるという特徴があります。

また、リンパ節には動脈や静脈が通っていて、そこから栄養などが供給されています。(図 3-10)

リンパ節はたいがいグループのように集まっており、とくにからだの表面に近いところには多くのリンパ節の集合を形成しています。

リンパ節は年齢とともにリンパ組織量は減少しますが、数の減少はみられません。また、手術などで除去した場合は再生されません。

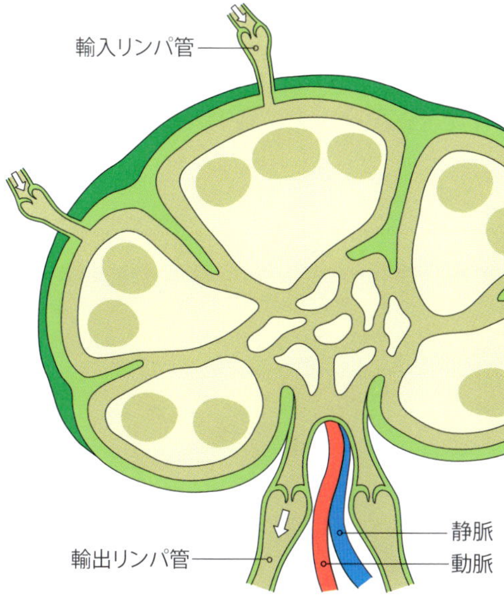

図 3-10　リンパ節の構造

2 リンパ節の働き

リンパ節は、リンパのフィルターの役割を果たすリンパ器官です。

リンパ管の中を流れてくるリンパには、老廃物、疲労物質、細菌やウイルスなどの異物が混ざってきます。リンパ節ではこうした異物を濾過し、濾過しきれなかった異物は次のリンパ節に運ばれて濾過されたり、最終的に静脈に運ばれて腎臓で処理されたりします。

リンパ節では、マクロファージなどの食細胞が老廃物、細菌などを取り込んで処理します。

また、リンパ節にはリンパ球がたくさん詰まっていて、リンパ球は免疫反応によってウイルスや細菌を攻撃します。免疫反応によってつくられた抗体は、血流に乗ってからだ中を流れます。

3 主要なリンパ節

数多くのリンパ節のうち、リンパケアの際に覚えておく必要のあるリンパ節はおおよそ以下のとおりです。(図 3-11、12)

• 後頭リンパ節

頭頂部や後頭部の頭皮からのリンパがここに集まり、首の深部のリンパ節に流れていきます。

• 耳介後リンパ節

側頭部からのリンパがここに集まります。

• 耳下腺リンパ節

前頭部、顔の上部のリンパがここに集まります。ここから顎下リンパ

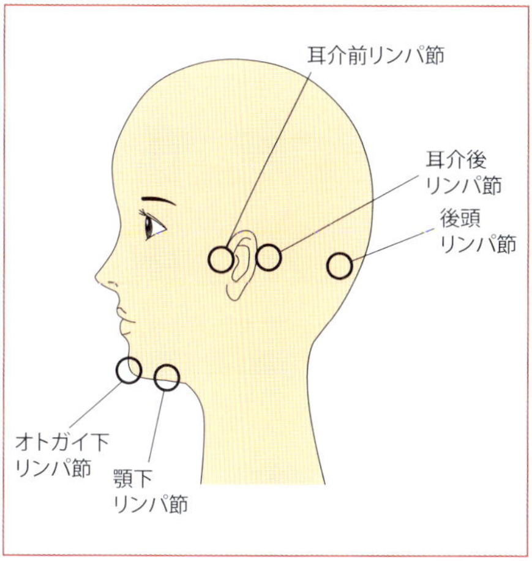

図 3-11　主なリンパ節（頭頸部）

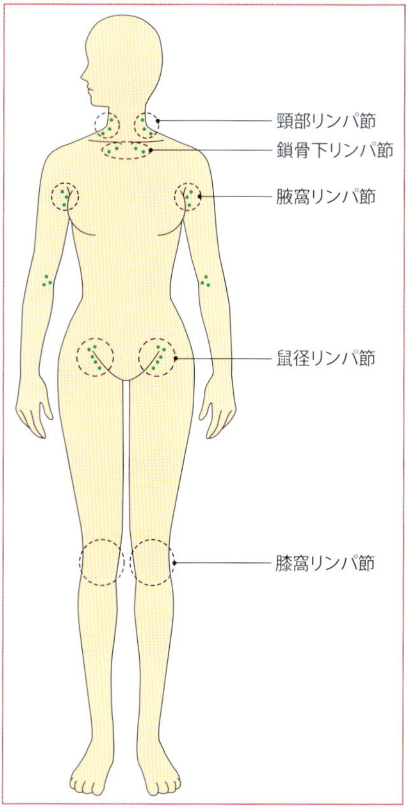

図 3-12　主なリンパ節（ボディ）

節や首の深部のリンパ節に流れていきます。

• オトガイ下リンパ節

下唇の周りのリンパがここに集まります。

• 顎下リンパ節

顔面、鼻、口（口の中、舌、歯）、唇、顎などのリンパがここに集まります。ここから首の深部のリンパ節に流れていきます。

- **鎖骨下リンパ節**

リンパの流れのゴール付近にあるリンパ節で、リンパはこのあたりから静脈に入ります。

- **腋窩《えきか》リンパ節**

手と、おへそから上のリンパが集まります。乳がんが転移しやすいリンパ節として知られています。

- **肘窩《ちゅうか》リンパ節**

指先から肘までのリンパがここに集まります。ここから腋窩リンパ節に流れていきます。ただし、親指と人差し指からのリンパはここを経由せずに直接腋窩リンパ節に流れます。

- **鼠径《そけい》リンパ節**

おへそから下の下半身のリンパがここに集まります。

- **膝窩《しっか》リンパ節**

つま先から膝までのリンパがここに集まります。ここから鼠径リンパ節に流れていきます。

5 リンパ器官

リンパ器官は一般的に、「一次リンパ器官」（骨髄と胸腺）と、「二次リンパ器官」（脾臓、リンパ節、扁桃、虫垂、小腸のパイエル板など）に分けられ、一次リンパ器官ではリンパ球がつくられて分化・成熟し、二次リンパ器官は免疫反応の場になると説明されますが、免疫学者の安保徹・元新潟大学医学部教授は、生物の進化の理論（リンパ系があるのは魚類以降）からリンパ器官をとらえ、「古くからある免疫組織」と「新しく上乗せされた免疫組織」に分けて説明しています。（図 3-13）

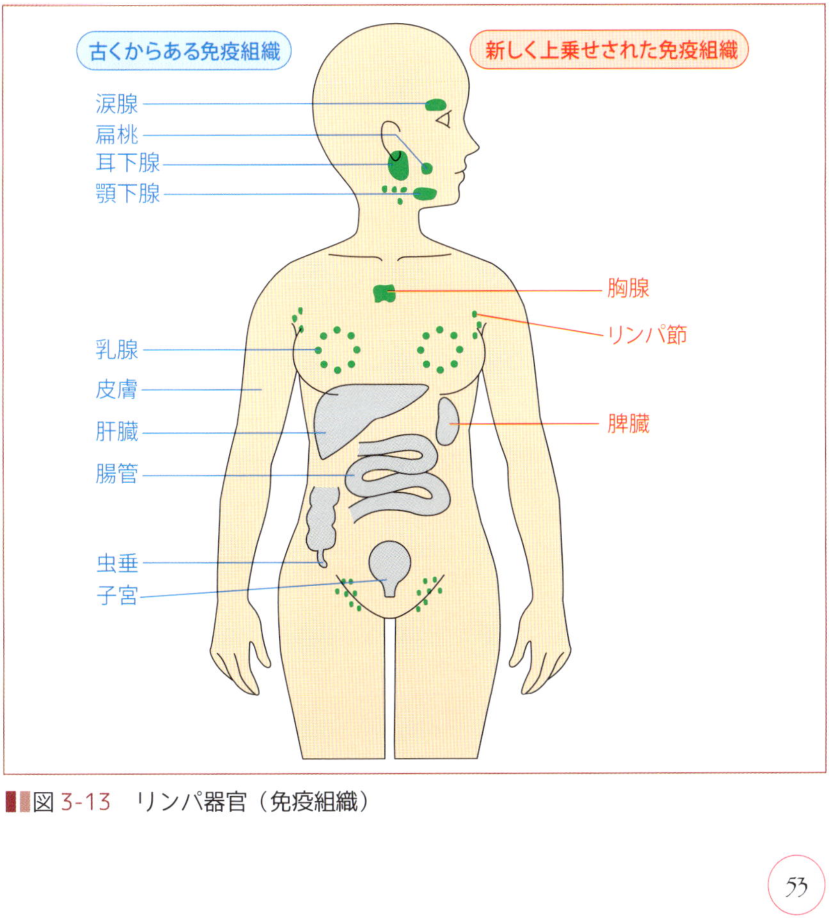

図 3-13　リンパ器官（免疫組織）

それによると、古くからある免疫組織は、外分泌腺(涙腺、耳下腺、扁桃、顎下腺、乳腺、虫垂)、皮膚、肝臓、腸管、子宮で、新しく上乗せされた免疫組織は胸腺、リンパ節、脾臓です。

古くからある免疫組織は基本的な免疫組織で、外敵(抗原)に出合いやすい場所にあります。たとえば、涙腺、耳下腺、扁桃などは空気に含まれる外敵に出合いやすい場所であり、腸管は食べ物に含まれる外敵に出合いやすい場所です。

また、古くからある免疫組織は免疫機能以外の働きをしますが、新しく上乗せされた免疫組織は免疫機能専門の組織であるという特徴があります。

血液は骨髄でつくられますが、血液のうちの白血球は単球、顆粒球、リンパ球に分けられます。さらにリンパ球はNK(ナチュラルキラー)細胞、T細胞、B細胞などに分けられます。NK細胞はがんを攻撃するリンパ球として知られています。T細胞とB細胞は外敵に対して免疫反応を起こします。

リンパ球の元は骨髄でつくられ、免疫組織に入って分化・成熟します。つまり、胸腺、腸管、肝臓などの免疫組織内で分化が完成してリンパ球となり、必要に応じて(外敵を見つけたときなど)細胞分裂を繰り返して増えます。

骨髄から胸腺に入ったリンパ球の元は、ここでT細胞に成長して、ほかの免疫組織に移動して定着し、成熟します。

6 リンパと免疫

私たちのからだは免疫によって外敵や異物から守られています。この免疫に深くかかわっているのが白血球です。

白血球の約60%が顆粒球、約35%がリンパ球、残りの約5%がマクロファージです。リンパ球の最適な比率は約37%で、体温が36.5度から37度くらいの状態でないとその割合を保つのは困難といわれています。

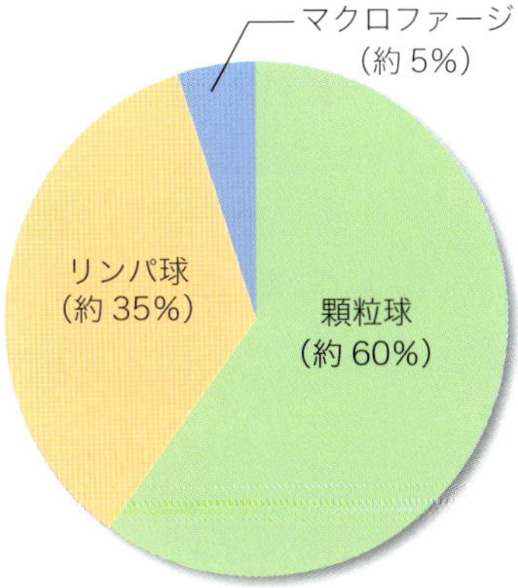

図3-13 白血球の構成

また、リンパ球と顆粒球の比率は拮抗しています。つまり、顆粒球が増えるとリンパ球が減り、顆粒球が減るとリンパ球が増えます。

リンパ球には、T細胞、B細胞、NK細胞などがあります。

顆粒球は主に細菌を食べ、リンパ球は細菌より小さいウイルスを攻撃するほか、花粉、ダニなどにも反応します。

リンパ球のうちT細胞は、外敵を見つけると分解酵素などを出して殺し、B細胞は抗体をつくって攻撃します。はしかなどに二度かからないのは、最初に感染したときにB細胞が抗体をつくり、次にその外敵が来たときはその抗体が処理してしまうからです。

マクロファージは細菌や異物などを飲み込み、顆粒球やリンパ球が戦ったあとの死骸なども処理します。また、マクロファージは、外敵や異物を食べるだけでなく、外敵が侵入してきたことを顆粒球やリンパ球に知らせます。

白血球の種類と働き

①顆粒球	体内に侵入してきた細菌などの大型の異物を飲み込むが、その際に化膿性の炎症を引き起こす。
②リンパ球	1）T 細胞 胸腺（Thymus）でつくられるので頭文字をとってT細胞と呼ばれる。外敵を見つけると、分解酵素などを出して攻撃する。胸腺以外の肝臓などでつくられる胸腺外分化T細胞もあることがわかっている。 2）B 細胞 抗体をつくって外敵を攻撃する。 3）NK（ナチュラルキラー）細胞 がん細胞を食べて攻撃することでよく知られているが、がん細胞のほかにウイルスも攻撃する。
③マクロファージ	からだのいたるところに存在していて、細菌や異物を丸ごと飲み込む。外敵が侵入すると、顆粒球やリンパ球にそれを知らせるための物質「サイトカイン」を放出する。顆粒球やリンパ球が外敵と戦ったあとの残骸なども飲み込んで処理する。

自律神経と免疫との関係

免疫は自律神経の働きに影響を受けています。

自律神経とは、心臓を動かしたり、食べ物を消化したりという、自分ではコントロールできないことを自動的にしてくれている神経です。

自律神経には交感神経と副交感神経があり、交感神経はからだの働きを活発にさせ、副交感神経はからだの働きを緩めてリラックスさせます。このようにお互いに逆のことをしますので、両者のバランスが非常に重要です。

交感神経	⇒	**からだを活発にする**
副交感神経	⇒	**からだをリラックスさせる**

交感神経は、からだを活発化させるアドレナリンやノルアドレナリンを分泌し、副交感神経はからだをリラックスさせるアセチルコリンを分泌します。顆粒球はアドレナリンに反応し、リンパ球はアセチルコリンに反応するといわれています。

副交感神経優位	⇒	**リンパ球が多くなる**
交感神経優位	⇒	**顆粒球が多くなる**

したがって、交感神経が刺激されていると（交感神経優位）顆粒球が多くなり、副交感神経が刺激されていると（副交感神経優位）リンパ球が多くなります。

自律神経のバランスが崩れたままになっていると病気になりやすくなります。副交感神経が過度に優位になって起こる病気（アレルギーなど）もありますが、多くの病気が交感神経の過度の緊張が原因といわれています。その代表格はがんです。

交感神経が過度に優位な状態が続くと顆粒球が過剰に増え、リンパ球が減ってしまいます。がん細胞を食べるNK細胞が減るので、がんの増殖を抑えることができなくなります。

3章のポイント

❶リンパ管・リンパ節・リンパに関係する組織や臓器（リンパ器官）をまとめて「リンパ系」という。

❷リンパ系には、「排泄機能」と「免疫機能」という重要な役割がある。

❸リンパ液の始まりは、毛細血管からしみ出た血液の血しょう成分、いわゆる組織液であり、毛細リンパ管に入るとリンパ液と呼ばれるようになる。

❹リンパ液はリンパ管、リンパ節、リンパ本幹を経由して、最終的には鎖骨下静脈から血流にもどる。

❺右上半身のリンパは右リンパ本幹に集まって右静脈角から右鎖骨下静脈に入る。右上半身以外のリンパはすべて胸管に集まって左静脈角から左鎖骨下静脈に入る。

❻毛細リンパ管を除き、リンパ管には逆流を防ぐための弁がついている。

❼リンパ節では、マクロファージなどの食細胞が老廃物や細菌などを取り込んで処理する。また、リンパ節にはリンパ球がたくさんあり、リンパ球は免疫反応によって細菌やウイルスを攻撃する。

❽白血球の構成は、顆粒球(約 60%)、リンパ球(約 35%)、マクロファージ（約 5%）とされている。

❾リンパ球には、T 細胞、B 細胞、NK 細胞などがあり、B 細胞は抗体をつくること、NK 細胞はがん細胞を攻撃することで知られている。

❿リンパ球と顆粒球の比率は拮抗していて、一方の数が増えるともう一方は減る。また、交感神経優位だと顆粒球が増え、副交感神経優位だとリンパ球が増える。

第 *4* 章

あなたのリンパの流れチェック

Official Approval Textbook for Lymphatic Care

あなたのいまのからだの状態や生活習慣をチェックしてみましょう。思いあたる項目が多いほど、あなたのリンパの流れは悪いということになります。
以下の項目は、リンパの流れが悪くなる原因になったり、リンパの流れが悪いために現れる不具合などです。
第２章と重複している記述もありますが、復習のつもりで読んでください。

1 頭

- □美容院に行くと、頭皮が硬いといわれる
- □カラリングをしている
- □頭痛が時々ある
- □頭を触わるとデコボコしている
- □頭皮の動きが悪い

■「硬い・冷え・痛い」はセットになっている

からだで硬いところというのは、リンパの流れが悪いといえます。また、硬いところは冷えていることがほとんどで、冷えているところはたいがい痛みをともないます。当協会では、これらのことを「硬い・冷え・痛いはセットになっている」と教えています。

頭皮が硬いというのはあまりいい状態ではありません。なぜ硬くなるかというと、まずストレスが考えられます。さらに、ものごとをいつも論理的に考えようとしたり、計算が必要な仕事をしているなど、脳を使いすぎていると頭が硬くなります。
ヘアエクステンションをしている人、よく帽子をかぶる人、カチュー

シャ（ヘアバンド）をしている人、いつも髪をひっつめ（髪を後ろに引っ張って束ねる）ている人は、頭皮が硬くなりやすい人です。
頭の使いすぎも、頭のおしゃれも頭皮が硬くなる原因になるということですね。

頭皮は、柔らかいのがいい状態です。髪を洗うときにあまり頭皮を動かしていない人は、血流もリンパの流れも悪くしています。頭皮はよくほぐしてから、前方からかき上げるようにして洗髪すると、頭皮は柔らかくなって、リンパの流れはよくなります。

■頭皮が硬いと顔にシワが増える

頭皮の硬さは美容面にも影響します。頭皮が硬いと、顔にシワが増えます。頭皮と顔の皮膚はつながっていますから、頭皮に弾力がなくなると、だんだん顔が垂れてきてしまいます。
頭皮の状態がいいと、目の開きもよくなり、目が大きく見えます。目の周りの眼輪筋は弱い筋肉なので、頭皮の状態で目の開きも変わってくるのです。目は年齢とともにだんだん小さくなったりしますが、頭皮が硬くなっていることも関係あると思われます。
頭皮は目に関係しているので、頭皮の筋肉をほぐしてリンパを流すと、ものが見やすくなったり、視界が開けるという効果も期待できます。

頭皮が硬いと、白髪が多くなります。これは冷えと関係があります。また、ヘアダイ（カラリング）や白髪染め、合成シャンプーをたくさん使っている人も冷えるので、リンパの流れが悪くなりがちです。
頭のデコボコは、骨格のせいというよりはリンパの流れが滞っていることが原因であることがあり、その場合は、リンパケアを続けていると少しずつ頭の形もよくなってきます。頭のデコボコはこりといってもよいでしょう。

2 顔

- □ 目が小さくなってきた
- □ 目の開きが悪い
- □ まぶたが重たくなってきた
- □ 頬がいつもより膨れた感じがする
- □ めまいがする
- □ 耳鳴りなど、耳の調子が悪い
- □ シミが多い
- □ 顔がたるんできた（顔が下垂してきた）
- □ 顔の幅が広くなってきた
- □ 顔に左右差がある
- □ 口の開きが悪い、顎関節症

頭の筋肉が硬くなると目が小さくなる

頭の筋肉が硬くなってリンパの流れが悪くなっていると、目が小さくなったり、目の開きが悪くなってきます。

まぶたは、おでこの上部にある前頭筋に関係しています。ですから、前頭筋あたりのリンパケアは眼瞼《がんけん》下垂の予防にもなります。

「頬がいつもより膨れた感じがする」のは、むくみです。水分を摂りすぎてリンパの流れが悪くなると、顔、とくに頬がむくみやすくなります。

めまいは、もちろん病気による場合もありますが、耳の周りのリンパの流れが悪いことが原因であることもあります。

耳鳴りや難聴も、ストレスなどのほか、耳の周りのリンパの流れが悪いことが原因である場合があります。

シミは、じつはリンパの流れに関係があります。リンパ液の中には老廃物や毒素が入っているので、リンパの流れが悪いところは、シミになりやすいのです。顔のシミに限らず、シミが多い人は、リンパの流れが悪いといえます。紫外線に当たりすぎるとシミができるとよくいわれますが、紫外線が当たっていないところにもシミはできるのです。

顔のたるみは、頭のところでも述べましたが、頭の筋肉の硬化によるリンパの流れの滞りが原因となっている場合があります。

■リンパケアで顔が小さくなる人は多い

顔の幅が広くなってくるのは骨格の問題だと思われがちですが、リンパケアを行って顔の幅が明らかに狭くなった人は大勢います。エラが張っていることをあきらめている人もいるかと思いますが、筋肉が張っているだけという場合があるので、リンパケアをしてみることをおすすめします。

顔のリンパケアをすると、顔が小さくなる人が多いので、逆に、顔の幅が広いのはリンパの流れが悪いことが原因である場合があるともいえるでしょう。

顔の筋肉が硬くなってバランスが悪いと、顔に左右差ができます。足も、筋肉の状態が悪くなると片方が短くなったりしますが、顔も同じです。また、顔の筋肉の状態だけが原因ではなく、からだ全体の筋肉のバランスが悪いと、それが顔に影響することもあります。

顔の左右差は、眉の高さ、眉尻の位置、目の開き、目の位置の高さ、口角の位置、顔の幅、顔の下から半分のフェイスラインの高さを左右で比較するとチェックしやすいでしょう。

口の開きが悪い人は、最近は若い人に多いようです。口の開きに関係する筋肉が硬くなっていて、リンパの流れが滞っていることが原因していることがあります。顎関節症で口が開かないといっていた人が、筋肉ほぐしと口の中で舌を回す運動と口輪筋のリンパケアを続けて口がちゃんと開くようになったという例もあります。

3 首、肩

- □後ろを向きにくい
- □痛みまたはだるさがある
- □パソコンや携帯電話をよく操作する
- □凝りを感じる
- □肩が張っている
- □左右の肩の高さが違う
- □首がなくなってきた

■筋肉をほぐすと背が伸びることがある

首だけを回して後ろを向くときになかなか首が回らない場合は、首の筋肉が硬くなっていて、リンパの流れも滞っています。首の筋肉をほぐしてあげるだけでも首が回るようになることがあります。

首がだんだん短くなってくる人や、足が短くなって身長も低くなっていく人もいます。これらは骨に原因があるのではなく、筋肉に問題がある場合が多いのです。足の左右差がある人では、骨盤の筋肉をよくほぐしてあげて、短いほうの足を引っ張ると、長かったほうの足よりも長くなることがあります。それで、今度は長かったほうの足も同様にして引っ張ると結局身長が伸びるのです。

4 鎖骨

- □ 鎖骨が見えない
- □ 鎖骨の上のくぼみが以前より浅くなってきた
- □ 鎖骨のくぼみが左右で異なる

■むくんでいて鎖骨が見えないケースが多い

鎖骨は、見えているのが正常です。

鎖骨が見えないのは太っているからだと思う人が多いのですが、そうではなく、むくんでいるだけというケースが非常に多くみられます。鎖骨は近くにリンパの流れのプールがあって非常に重要です。むくみを取って鎖骨が見えるようにリンパケアでお手入れしましょう。

鎖骨の上のくぼみは、そこに水がたまるくらいがよいとされています。

5 おなか

- □みぞおちに指を入れると痛い、指が入りにくい
- □ウエストにくびれがない
- □おへその周りを押すと硬い
- □おへそから下が冷たい、硬い
- □きつい下着をつけている

■リンパケアで簡単に「くびれ」ができることもある

胃の調子がよくない人は、みぞおちを押すと痛く感じます。指で押しても入っていかないのはそこが硬くなっていて、リンパも滞っているということであり、おなかの状態がよくないことを示しています。

太っていてウエストにくびれがない人でも、優しく軽いリンパケアだけで簡単にくびれができることがあります。それだけでくびれができるということは、リンパの流れが悪かったということです。

おへその下が冷たくて硬い場合は、婦人科系の病気になりやすくなっています。

また、きつい下着を長時間つけているとリンパの流れが悪くなりますので、おなかはほぐしてあげてリンパを流し、柔らかくして冷えないようにしましょう。おなかのリンパケアで婦人科系の不調が改善されることはよくあります。

6 手

- □ 手が握りにくくなってきた、力が入らない
- □ 手がぽっちゃりしている
- □ 手首とその周辺をつかんで押すと、ゴリゴリしている
- □ 手が重く感じる
- □ 手のひらを押してほしい衝動にかられる
- □ 重いものを持つ仕事をしている
- □ 手芸・裁縫など、毎日細かい作業をしている
- □ パソコンで仕事をしている
- □ 指をよく使う仕事をしている
- □ 二の腕がたるんでいる
- □ セルライトがある

■腕の筋肉をほぐすと指の状態がよくなる

手が握りにくくなったり力が入らないのは、原因としてむくみ、すなわちリンパの流れが滞っていることが考えられます。また、体型に比べて手だけが赤ちゃんのようにぽっちゃりしている場合も同じです。

手首やその周辺をつかんで押してみてゴリゴリしていたり、痛かったりするのは、筋肉の状態が悪いからです。筋肉の状態がよければ痛くありません。筋肉をよくほぐしてからリンパケアをすることで多くは解消されます。

手や指を使いすぎても、筋肉は硬くなってしまいます。指を使いすぎると、指だけでなく、その延長上の腕の筋肉にも影響をおよぼします。

ですから、腕の筋肉をよくほぐすと指の状態がよくなったりします。

手はかなり重いのですが、ふだんはあまり重いとは思いません。これが重いと感じるときは重症だと考えてよいでしょう。筋肉ほぐしとリンパケアによって軽くなります。

「手は突き出た脳」

手のひらを人に押してほしいという人は、ストレスがたまっている人です。「手は突き出た脳」といわれ、脳をリンパケアできないから手のひらを指圧してほしいといっているわけですね。

二の腕のたるみは、ひどい例では「振り袖」などと表現されたりします。これは、胸から肉が二の腕に逃げてきていることが多いので、二の腕から胸に向かってリンパケアをすることで解消されることがあります。

リンパの流れが悪いとセルライトができやすくなります。セルライトは二の腕のほかに太ももやおなか周りにできます。皮膚の表面にデコボコが確認できたら、セルライトが疑われます。手首の少し上をぞうきんを絞るようにひねってみて、デコボコができるようであれば、それはセルライトの可能性大です。

セルライトは、脂肪細胞に老廃物や水分が付着し、結合してつくられると考えられています。セルライトができるとリンパ管を圧迫し、ますますリンパの流れが悪くなるという悪循環に陥ります。

7 足

- 足の甲がつるんとしている(静脈、骨などが見えない)
- 足首にくびれがない
- 足が重く感じる
- よくつまずく
- 指で押すと硬いところや痛いところがある
- 足に冷えを感じる
- 指で押すと皮膚のもどりが悪い
- 膝小僧が落ちてきた
- 膝のお皿が動かない
- 静脈がくっきりしてきた(足の甲以外)
- 太ももやふくらはぎに毛細血管が見えてきた
- 太もも全体がピンク色っぽくなってきた
- セルライトがある

リンパの滞りは「サリーちゃん足」をつくる

足の甲に何も見えない人と、静脈などが浮き出て見えている人がいます。何も見えない人はむくんでいるといえます。「鎖骨」のところでも述べましたが、太っているから見えないと思っている人も、筋肉ほぐしとリンパケアを続けているとだんだん見えるようになってきます。

くびれのない足首は、「サリーちゃん足」(マンガ『魔法使いサリー』のサリーの足がそうであることから)とも呼ばれていますが、これもむくみであることがほとんどです。むくみの場合は、足のリンパケアによってくびれが出てきます。

リンパの滞りによるむくみが足を重くする原因になっていることがあります。

よくつまずく人は、筋肉の衰えが考えられます。足のリンパケアで筋肉の状態を元にもどしてあげましょう。筋肉を使わないと筋肉量が少なくなりますが、このことはリンパが滞りがちになる原因にもなります。よく歩くようにしたり、エスカレーターやエレベーターなどに頼らず階段を使うなど、普段から足の筋肉を使うように心がけることが大切です。

■骨のきわを押すと痛いのはリンパが滞っているから

足首やすねの骨のきわや骨の上を指で押すと痛いのは、その部分のリンパが滞っている場合が多いので、よくほぐしてからリンパを流します。

足に冷えを感じる人は、リンパの流れが悪くなっていることがほとんどです。

足のすねを指で押しても、へこみがすぐにもどらないのは、リンパの流れが滞ってむくんでいるからです。

膝小僧が落ちてきたり、膝のお皿が動かない人も、リンパケアによって上がってきたり、動くようになります。

足の甲以外は、静脈が浮き出ていないのがふつうです。静脈が浮き出ていたり、毛細血管がたくさん見えるようになったり、太ももなど全体がピンク色っぽくなるのは、リンパの滞りと関係があり、これもリンパケアによって静脈がだんだん見えなくなってきて、ピンク色も白くなってきます。

8 皮膚

- □ 皮膚をこするとすぐに赤くなる
- □ 肌が弱い
- □ 肌に張りがない
- □ 肌を押すともどらない
- □ ゴムなどの跡がつきやすい
- □ マッサージするとすぐに汗が出てくる
- □ シミが目立つ

■リンパの流れが悪いと肌が弱くなる

リンパケアをしていると、リンパの流れの悪い人の皮膚はすぐに赤くなります。リンパの流れのよい人は、リンパケアをしても皮膚の色があまり変わりません。

また、リンパケアをしてすぐに赤くなる場所は流れが悪く、あまり赤くならない場所は流れがよいということがわかります。

リンパの流れが悪いと肌が弱くなり、皮膚の弾力もなくなってきてしまいます。ただし、生まれつき肌が弱い人もいます。

「足」の項でも述べましたが、肌を押してすぐもどらないのは、その部位がむくんでいるからです。つまり、リンパの流れが悪いということです。ゴムの跡がつきやすい原因も同じです。

リンパの流れが悪い人には、リンパケアをするとすぐに皮膚が赤くなって汗をかくという特徴があります。

当協会の教室でも、リンパケアを始めてすぐに「なんだか熱くなってきました」という受講者が必ずいます。セルフリンパケアをしている受講者たちの間を講師が回っていると、リンパの流れが悪い人のリンパの流れがよくなって汗をかき始め、その近くの場所の湿度が妙に高く感じたりします。

9 生活習慣、体質

- □ 下半身の筋肉があまりない
- □ あまり歩かない、運動不足
- □ 立ち仕事または、同じ姿勢をとり続ける
- □ 水分を多く摂る
- □ 水分を摂っている割に尿の量が少ない
- □ 塩分を多く摂る
- □ 塩分を極端に控えている
- □ きつい下着や衣服をまとうことが多い
- □ 一年中薄着である
- □ 体温が低く、36 度以下である
- □ ストレスがたまる環境にある
- □ 横向き、またはうつ伏せで寝る
- □ 風邪を引きやすい

筋肉が減るとリンパの流れが悪くなる

下半身の筋肉は、運動しないと減ってしまいます。筋肉の量が減るとからだが冷えやすくなり、からだが冷えるとリンパの流れが滞りやすくなります。

立ち仕事を続けたり、同じ姿勢をとり続けたりしているとリンパの流れが悪くなり、リンパが下半身に停滞します。

水分を摂りすぎるのはよくないということも前に述べましたが、当然水分不足もよくありません。水分を摂っている割には尿の量が少ないという人は、リンパ液が停滞している可能性が高いといえます。

塩分も、摂りすぎはむくみに、足りないと冷えにつがなります。水分も塩分も適度に摂りましょう。塩分不足で筋肉がつったり、けいれんを起こしたりすることもあります。

きつい下着などによる締めつけ、とくにゴムの部分はリンパの流れを滞らせてしまいます。

厚着が好きでないという理由で冬でも薄着の人がいますが、からだが冷えるとリンパの流れは悪くなります。体温が低い人はたいがいリンパの流れも悪くなっています。子どもの場合は、薄着でも体温が低くなければ気にしなくてもよいでしょう。

ストレスもリンパの敵

ストレスも冷えを引き起こします。心とからだはつながっていて、からだが冷えると心が冷え、心が冷えると体温も低くなります。冷えはリンパの敵ですから、流れが悪くなります。ストレスをためない生活を心がけましょう。

横向きやうつ伏せで寝るのは、リンパの流れが悪くなりがちなので、あまりよい寝かただとはいえません。仰向けで、頭よりは首に枕をあてて寝ることをおすすめします。

当協会の経験では、風邪を引きやすい人は、体温が低くリンパの流れの悪い人です。リンパケアを続けている人は、ほとんど例外なく「風邪を引かなくなった」といいます。

4章のポイント

❶からだで硬いところはリンパの流れが悪いところ。硬いところは冷えていて、痛みを伴うことが多い。「硬い・冷え・痛い」はセットになっている。

❷頭皮が硬いと顔のシワが増えたり、白髪が多くなったりする。リンパケアによって頭皮が柔らかくなると目の開きがよくなり、目が大きくなったという印象を与えるようになる。

❸耳の周りの筋肉をほぐしてリンパの流れをよくすることによって、めまい・耳鳴り・難聴が解消されることがある。

❹リンパの流れの悪いところにはシミができやすい。

❺鎖骨が見えない人には、太っているというよりむくんでいるだけというケースが多く、その場合はリンパケアが有効。

❻リンパの流れが悪くなっていることが原因でウエストにくびれがない場合がある。

❼腕の筋肉をよくほぐすと指の状態がよくなることがある。

❽セルライトの原因のひとつとしてリンパの滞りが考えられる。また、セルライトはリンパの流れを悪くするので、悪循環に陥らないようにすることが肝要。

❾リンパの流れの悪い人の皮膚は、リンパケアをするとすぐに赤くなる。

❿きつい下着などによる締めつけ、とくにゴムの部分による締めつけはリンパの流れを悪くしてしまう。

第 5 章

リンパケアの基本と注意事項

Official Approval Textbook for Lymphatic Care

1 ジェルについて

当協会では、リンパを中心とするケアのことを「リンパケア」と呼んでいます。リンパケアでは、基本的にジェルを使用します。頭部のリンパケアでは、ほとんどの人は髪の毛があるので、ジェルはつけません（男性などで髪がない人は、ジェルを使ったほうがよい場合があります）。

頭部以外のリンパケアでは、皮膚にジェルを塗りながら行います。オイルでもいいのですが、肌は薄くてデリケートなので、クッション性のあるジェルを使用することをおすすめしています。

▶ジェルを使う目的

ジェルを使う目的の第一は肌の保護です。肌の薄い部分のリンパケアをジェルなしで行うと、シミができたりすることがあります。ジェルを塗るとすべりやすくなるのでケアしやすくなるのと、こりを見つけやすいというメリットがあります。

ジェルを使わない場合、とくに肌が薄い部分は、肌に虫がとまっているくらいの優しさでそっとリンパケアするようにしてください。

▶ジェルで見つかるこりの位置

ジェルを塗った皮膚の上から指で深めに（強めに）押していくと、硬いところやコリコリしているところがわかります。そこが〈こり〉です。ジェルを使わないと、こりがなかなか見つかりません。

色が変わっているとか、押圧《おうあつ》したときにコリコリしているとか、硬いとか、ほかとちょっと違っている部分は、指を深く入れて押すと痛いはずです。こっているから痛いのです。これがほぐされて柔らかくなると痛くなくなります。「冷え、硬い、痛い」はセットになっていると前に述べましたが、冷えて硬くなっているところはリンパの流れが悪い場所です。そこをほぐしてからリンパを流したほうが効果的なのです。

2 リンパケアの基本

これまで、いわゆるリンパケア、リンパドレナージュといえば、「そっと優しくしましょう」という指導が主流でした。優しいケアでもリンパの流れはよくなりますが、優しいだけではこりはなかなか取れません。当協会では、まず筋肉をよくほぐします。そのあとにリンパ液を送り出し、しぼり出すようにケアします。当協会の経験から、そのほうが即効性があることがわかったからです。

▶リンパを「流す」

当協会では、初めての人にデモンストレーションする際に、頭の半分だけにリンパケアをして見せたりします。この場合も、優しくやっていては時間がかかるので、まず筋肉をほぐします。筋肉ほぐしをしたあとに頭から首、肩のリンパケアを５分くらいすると、ケアしたほうの顔は全体的に上がり、目が大きくなり口角も上がります。筋肉をほぐさないと、このような即効性は期待できません。

ほぐす際、多少力を入れて押圧することをすすめています。ジェルをつけて押圧しているだけで、すぐにこりが取れてしまうこともあります。

こりが見つかったら、まずそこをグリグリとほぐして、それからリンパケアをします。リンパの流れに沿ってリンパ節に向かって行います。これを「リンパを流す」と表現しています。「筋肉をほぐして、リンパを流す」というのが当協会のリンパケアの基本です。当協会では「筋肉ほぐし＋リンパ流し」を「リンパケア」と呼んでいます。

▶リンパの流し方

リンパ流しのやり方は、さするのではなく、リンパ節の方向にしぼっていきます。「しぼっていく」というのは、チューブ入りの歯みがきなどが残り少なくなってきたときに、チューブの後ろのほうから指でしごくようにして中身を出しますが、リンパもそのようなイメージで流します（ジェルを使わないと、指と皮膚との間の摩擦が大きくて指がすべらないので、うまくしぼっていくことができません）。

リンパ節に向かってしぼったら、そのまま指の力を抜いて、しぼり始めた場所に向けてそっとゆっくり帰っていきます。しぼるときにはリンパ管の弁を開き、帰りはいったん閉じてあげるというイメージです。どの部位でも、最後は近くのリンパ節に流します。これを何度か繰り返します。

▶リンパケアは末端から始める

リンパケアは、末端（手・足・頭）から始めます。最初にリンパ節や鎖骨下静脈近辺をほぐしておくやり方もあります。

▶痛みをがまんしない

リンパケアを行う際は､痛みをがまんしてまで強くしないでください。がまんできないほどの痛さがあったり、あざができるのは力の入れすぎです。また、翌日にもみ返しがあったり痛かったりするのは、力の入れすぎの場合だけではなく、その人のリンパの流れの滞りすぎが原因のこともあります。後者の場合はあまり心配する必要はありません。もみ返しは、やり方が悪いことが原因とは限らないということです。

▶圧はどれくらい？

圧をどれくらいかければよいのかという質問をよく受けますが、少しの圧で痛く感じる人もいれば、少しの圧ではもの足りないという人もいます。いちばんよい圧というのは、本人が気持ちよいと感じる圧です。少し痛くても気持ちがよいという人は、少し強めに圧をかけてもよいでしょう。

ただし、力まずにリラックスして楽しく行いましょう。力が入りすぎて肩がこったり筋肉に疲労が出たりしては本末転倒です。

3 基本の手技

1 押圧

こっている部分を親指で一瞬押し、そっと力を抜きます。

（➡P-①、②）

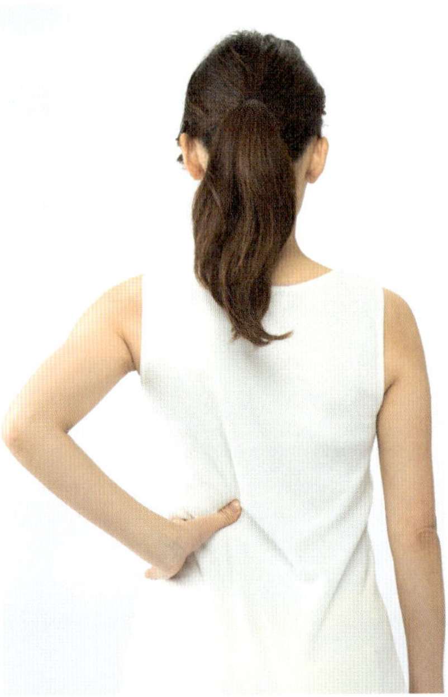

P-① 背中の押圧の例

本書では「押圧」を、「親指に圧をかけ、一点を押すこと」と定義しています。

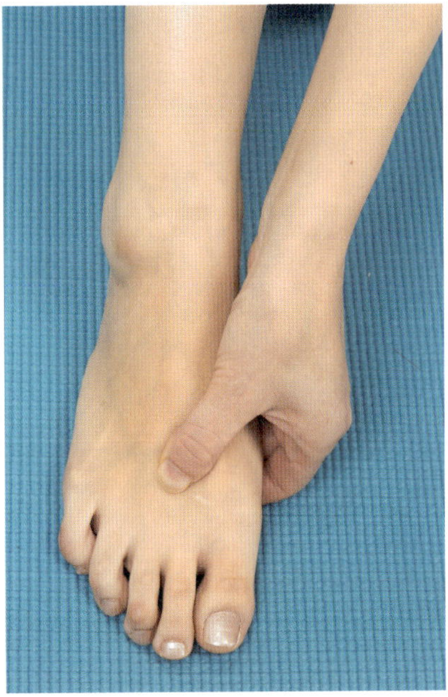

P-② 足指の間の押圧の例

爪は短く切っておきましょう。また、どの部位も気持ちのいい圧を心がけてください。

2 軽擦《けいさつ》

皮膚の表面を軽くさすります。部位ごとに初めに行いましょう。

（➡P-③）

3 筋肉ほぐし（または「ほぐし」）

親指または三指、四指でほぐします。

（➡P-④、⑤）

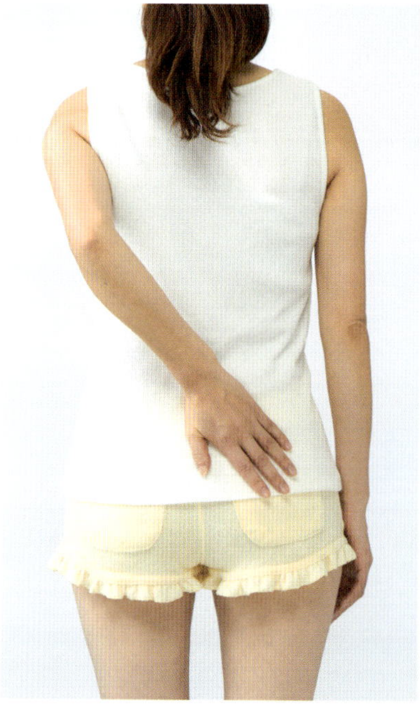

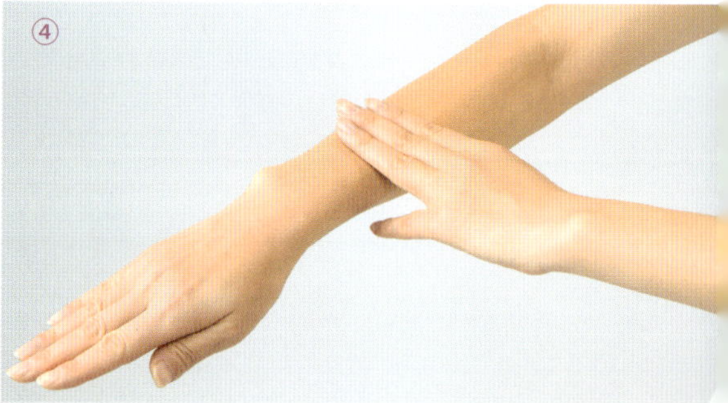

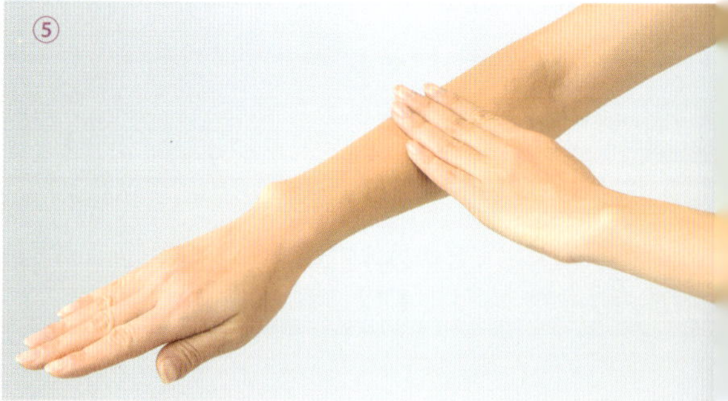

P-③　軽擦
写真は背中の軽擦の例。慣れてくると、硬い部位、冷えている部位の状態がわかるようになります。

P-④、⑤　筋肉ほぐし
狭い面は親指、広い面は三指（中指・薬指・人差し指・④）または四指（親指以外・⑤）でほぐすとよいでしょう。

手でこぶしやカギ、熊手をつくってほぐします。
（➡P-⑥～⑧）

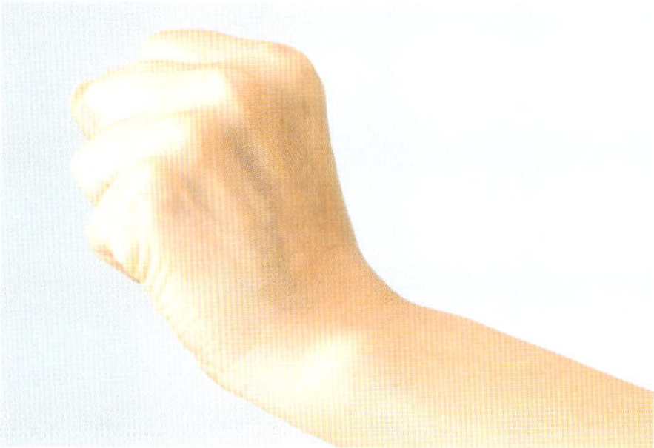

P-⑥　**こぶしほぐし**

手をグーに握って、圧を加えてほぐします。

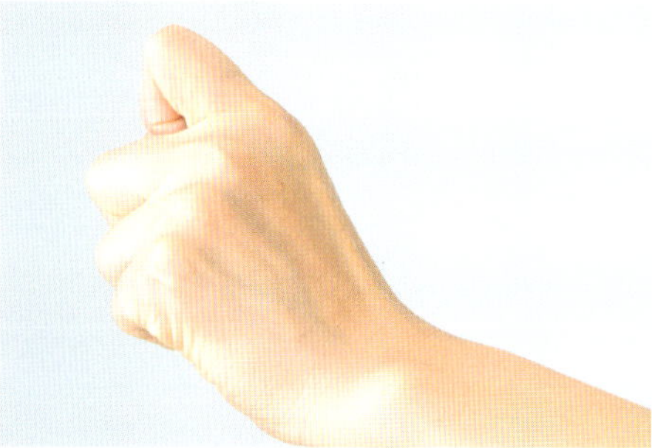

P-⑦　**カギ**

手をグーにして人差し指でカギの形をつくり、第２関節を使ってほぐします。

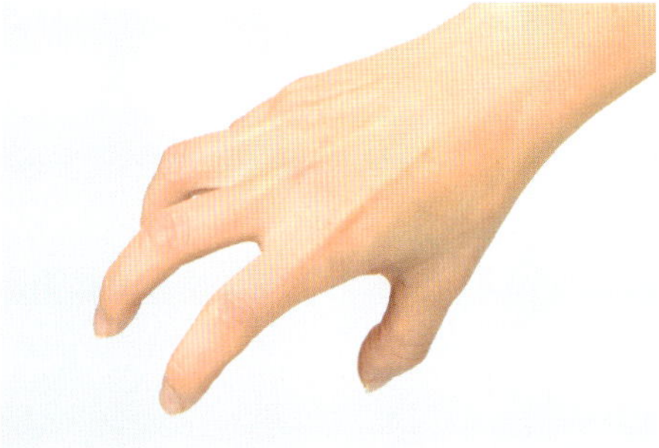

P-⑧　**熊手**

手で熊手の形をつくり、圧をかけ上下にゆすります。

4 リンパ流し

リンパ節に向かってしぼるようにしてリンパを流します。

（➡P-⑨）

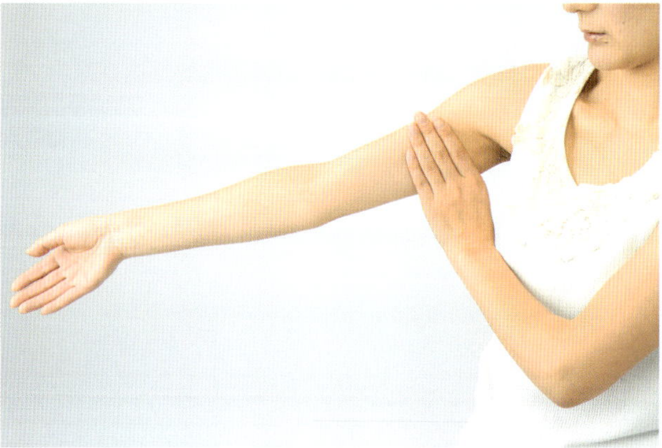

P-⑨　リンパ流し

歯磨きのチューブを優しくしぼっていくイメージで。ゆっくりとリンパ節までしぼったら、手を離さずにそっと元の位置まで返すことが基本です。方向を間違えないように。

4 時間帯、注意事項、法律関係など

1 時間帯

食事をすると血液が消化器官に集まりますので、消化を助けるために食後は1時間くらいあけましょう。

また、リンパケアをすると副交感神経優位になります。とくに全身にリンパケアをすると、だるくなる場合がありますので、全身リンパケアは寝る前など、だるくなっても問題のない時間帯を選びましょう。

2 注意事項

• 低血圧の人

最初から全身にリンパケアをしないで、手や足など末端の部位から始めて、徐々に部位を広げていってください。

• 高血圧の人

頭頂部の筋肉ほぐしを急激に強く行うと血圧がさらに上がる場合があるので、優しく行いましょう。

• 生理中

生理中は、生理痛や腰痛の緩和のためにリンパケアを行ったほうがよいのですが、リンパケアによって血流がよくなり、出血が多めになりがちです。貧血気味の人は注意しましょう。

• 妊娠初期の人

安定期に入ってから行いましょう。

- 高熱があるとき

無理せず休みましょう。

- 風邪

軽い風邪の場合はリンパケアを行ったほうがよいことがあります。ただし、そのときはあまり無理をしないようにしましょう。

- けがややけど

患部にはもちろん触れないようにします。その周囲を優しくリンパ流しすると、治りが早まる場合があります。痛みがある場合は行わないでください。

3 法律関係

この本を読んだだけで「リンパマッサージ」の看板を出すことはできません。国家資格を取らずに、「マッサージ」を謳うと法律違反になります。ですから、当協会では「リンパケア」と命名しました。

4 リンパケアの効果について

リンパケアの効果は人によって異なります。また、リンパケアによるいかなる影響に対しても本協会は責任を負いませんので、自己責任において行ってください。

リンパケアを行ってみて痛みがひどいときや気分がすぐれなくなったときは直ちに中止してください。

5章のポイント

❶日本リンパ協会のリンパケアは、まず筋肉（こり）をほぐし、それから、ある程度の圧を加えてリンパを流す「筋肉ほぐし＋リンパ流し」が基本。

❷リンパケアでは、頭部以外は基本的にクッション性のあるジェルを使う。その第一の目的は肌の保護である。

❸ジェルを使うと「こり」を見つけやすくなる。さらに、皮膚との摩擦が減ってすべりやすくなり、リンパケアがしやすくなる。

❹「リンパ流し」は「さする」のではなく、リンパ節に向かって「しぼって」いく。どの部位でも、最後はリンパをリンパ節に流す。

❺リンパケアは末端（手・足・頭）から始めるのが基本だが、最初にリンパ節や鎖骨下静脈あたりをほぐしておく方法もある。

❻食後にリンパケアを行うときは、１時間くらいあける。

❼リンパケアを行うと副交感神経優位になる。

❽生理痛や腰痛の緩和のために生理中もリンパケアを行ったほうがよい場合が多いが、血流がよくなり出血が多めになりやすいので、貧血の人は注意が必要。

❾低血圧の人は最初から全身にリンパケアをしないで、末端の部位から始めて少しずつリンパケアをする部位を広げていく。

❿高血圧の人は、頭頂部の筋肉ほぐしを急激に強く行わないこと。さらに血圧が上がる可能性があるので、優しくほぐす。

第6章

セルフリンパケア

Official Approval Textbook for Lymphatic Care

1 セルフリンパケアを行う前に

1 骨格系と筋系

当協会のリンパケアでは、骨のきわや筋肉をほぐすとより効果的であることに着目してリンパケアを行っています。骨の名前と筋肉の名前がよく出てきますから、名称と部位を確認しておきましょう。

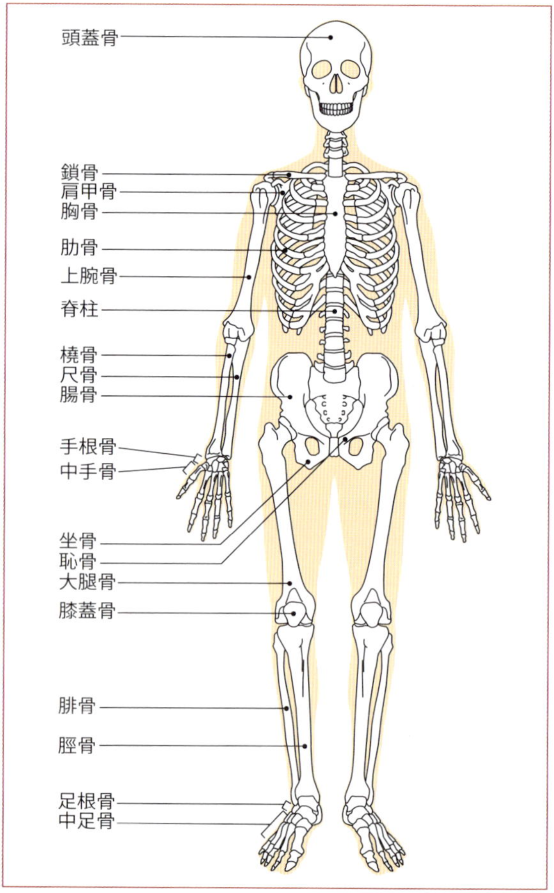

図 6-1　骨格系

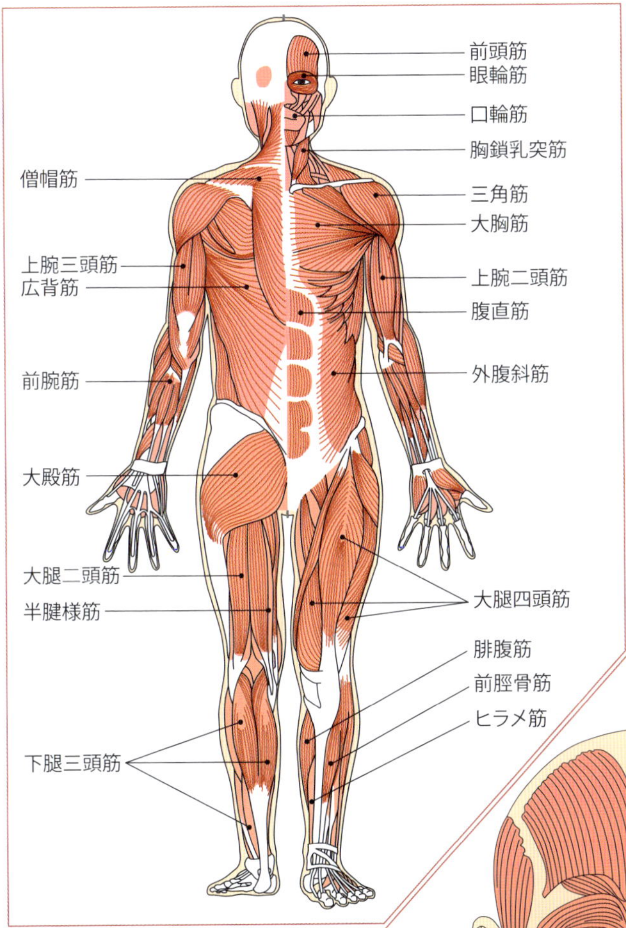

図 6-2　筋系

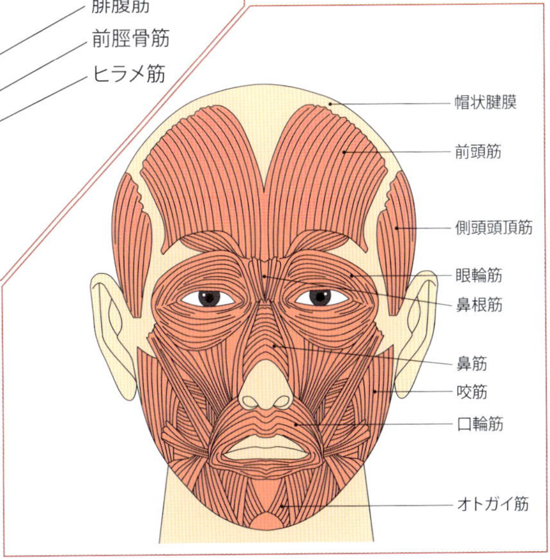

図 6-3　顔面の筋肉

2 リンパの分水嶺

リンパケアでは、リンパ節に向かってリンパを流しますが、部位によってリンパが流れ着くリンパ節はおおよそ決まっていて、いくつかの領域に分けて示すことができます。これを「リンパの分水嶺」と呼びます。

リンパの分水嶺をよく覚えて効率的にリンパを流してください。

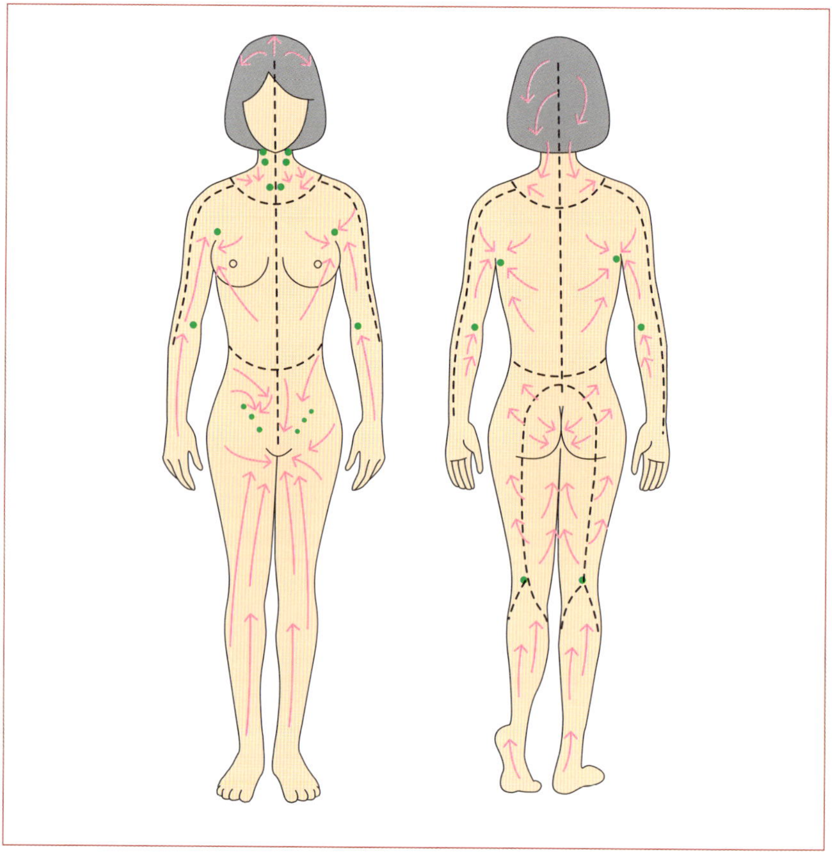

図6-4　リンパの分水嶺

3 セルフリンパケアの基本の復習

《セルフリンパケアの基本》

①「気持ちのよい圧」を心がける
②体調と相談して、無理をしない
③リラックスして行う
④時間帯、注意事項を確認しておく
⑤筋肉ほぐし・リンパ流しは基本的に指や拇指球で行うが、やりやすければ細かい手技にこだわらない
⑥方向さえ間違えなければ OK なので、神経質にならない
⑦押圧とは圧をかけて押すこと

リンパケアは部位別に解説していますが、どこから始めても、また、気になる部分だけを行ってもよいようにしてある関係で一部重複している箇所もあります。

からだと対話しながら行いましょう。生活習慣は人によって異なり、筋肉やリンパの状態も違うので、硬い部位や冷えている部位は人によってさまざまです。痛みや違和感のある部位を気持ちのよい程度にほぐしながら、リンパを流していきましょう。

同じ力加減でリンパケアをしても、何も感じない場所と、けがをしていないのに痛みを感じる場所があります。痛い場所は筋肉疲労からこりが生じていたり、冷えてリンパが滞っていたりするので、そこを重点的にほぐしていくと、だんだん痛みを感じなくなり、リンパの停滞が解消されます。

4 リンパケアの前に手首をストレッチ

セルフリンパケアをする前に、手首のストレッチをしておくことをおすすめします。

手首をぐるぐる回す。右回転と左回転。

指先をからだのほうに向け、床かテーブルに手の甲全体をつけて指を伸ばし、無理のないように体重を少しずつかける。（➡P-①）

- 筋肉が伸びていることを確認する

今度は手のひら全体を床かテーブルにつけて指を伸ばし、無理のないように体重を少しずつかける。（➡P-②）

- 筋肉が伸びていることを確認する。

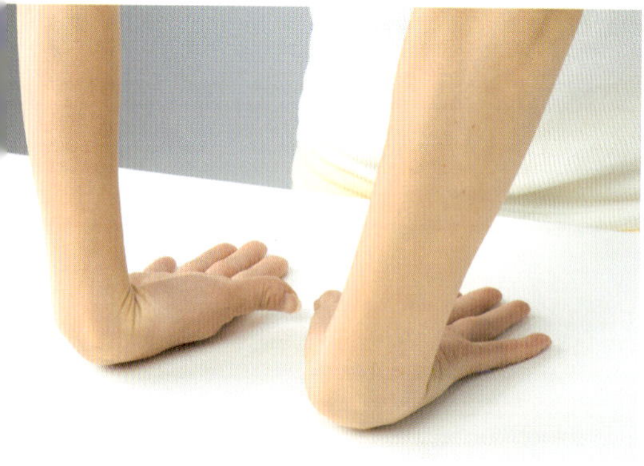

P-① 手首のストレッチ①
伸筋を伸ばすストレッチ。伸筋とは、主に腕や脚などを伸ばすときに使用される筋肉の総称です。

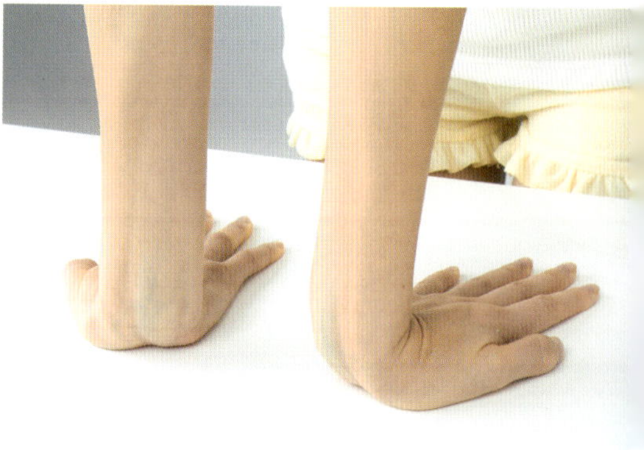

P-② 手首のストレッチ②
伸筋と拮抗する屈筋のストレッチ。屈筋は関節を曲げる働きをします。

2 ヘッドリンパケア

後頭部（頸の後ろ）にリンパ節があります（後頭リンパ節）。

いちばん簡単なのは、髪の生えぎわから後頭リンパ節に向かってかき上げるようにするリンパケアです。当協会のリンパケアは、「筋肉ほぐし＋リンパ流し」という手順ですから、まず頭をほぐします。

頭の筋肉をほぐすと、目に効果が現れます。年配の人がこれをすると、視界がクリアになるといいます。

白目が青っぽくなったり、ビー玉のようにピカピカになったりと、効果は人によって違って現れます。

それから、目が大きくなります。これは、前頭部の筋肉が目の開きに関係しているからです。加齢などによって前頭筋が硬くなると、まぶたが垂れてきたり、目の開きが悪くなって目が小さくなってしまいます。ですから、目が小さくなってきたと思ったら頭をほぐしましょう。

以下は、頭部のリンパケアのあ

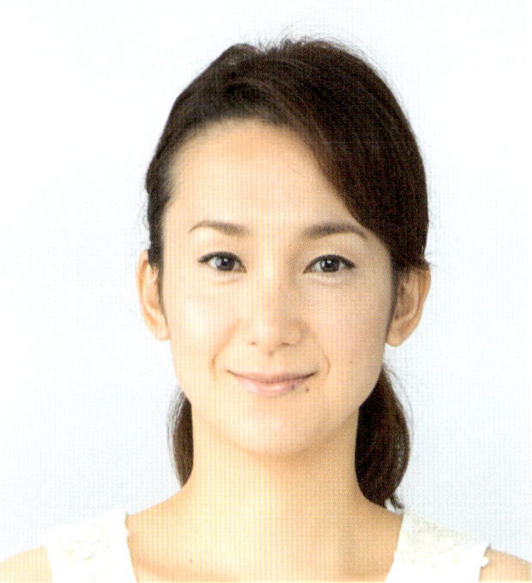

P-① 左右差をチェック
眉や目の位置、目の開き具合、ほうれい線などの左右差をチェックして、気になる側は重点的に。

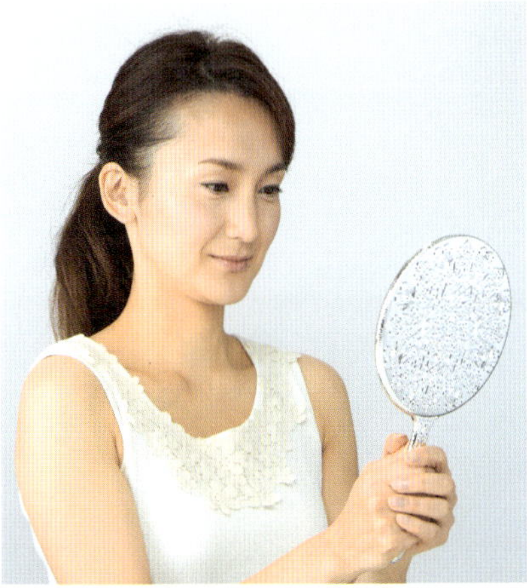

P-② 鏡で確認
鏡を見て自分の顔の状態を確認しましょう。まず片方だけ行えば、「ビフォー・アフター」を確認できます。

とでよく聞かれる声です。

- 頭痛がなくなった
- ほうれい線が薄くなった
- 顔がリフトアップされた
- 白髪が黒くなった
- 髪がフクフク生えてきた
- 抜け毛が減った
- 顔のたるみがなくなった

1 前頭筋生えぎわほぐし

握りこぶしをつくり、指の第二関節で髪の生えぎわあたりをグリグリとほぐします。耳の上あたりまでほぐします（こぶしほぐし）。（➡P-③）

このほぐしで痛みを感じる人はとても多いのですが、それは、前頭筋が硬くなってリンパが滞っているからです。とくに、計算をする仕事に携わっている人、ロジカルに考える人、ストレスがある人などはここが硬くなりやすい傾向があります。

また、頭の筋肉が硬いと、笑ったときや目を見開いたときにシワができますが、筋肉が硬くなっている場所で筋肉の逃げがブロックされてしまうので、深いシワになりやすいのです。

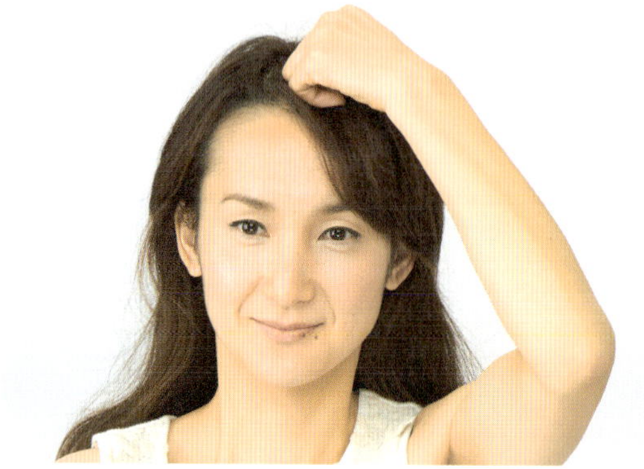

P-③ 前頭筋生えぎわほぐし
髪の生えぎわを、中心から耳のあたりまでほぐしていきます。
強さは気持ちいいと感じる程度で。

2 側頭筋ほぐし

耳の周り、側頭筋（側頭頭頂筋）を指先（四指）でほぐします。指を移動させながら、広い範囲をほぐします。筋肉をゆすって動かすイメージです。

片頭痛の予防や、ほうれい線が深くなるのを防ぐのに効果的です。ここをよくほぐしただけで片頭痛がなくなったという人もいます。また、白髪の予防にもなります。（➡P-④）

3 頭頂部ほぐし

頭頂部もストレスなどによって硬くなりやすい場所です。そうなると顔がだんだん垂れてきてしまいます。

頭頂部には帽状腱膜がありますが、ここをまず「よしよし」（なでなで）して、その後、5本の指でつかむようにしてほぐします。または、手をじゃんけんのグーの形にして何カ所か押します。（➡P-⑤、⑥）

ヘアエクステンションをして

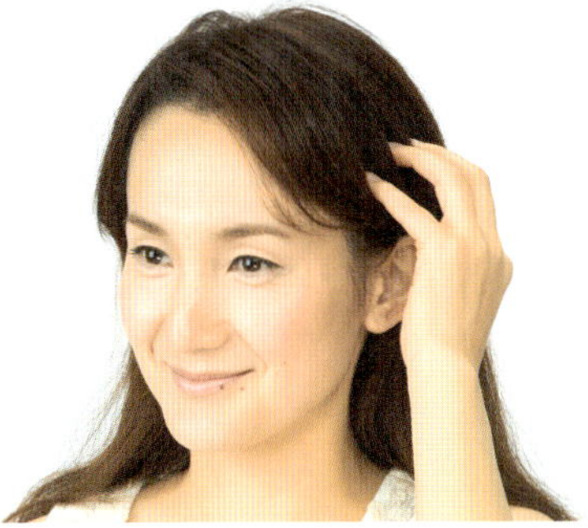

P-④ **側頭筋ほぐし**
シャンプーするようにガサガサとほぐし、手を離さず、筋肉をつかむイメージで。

⑤

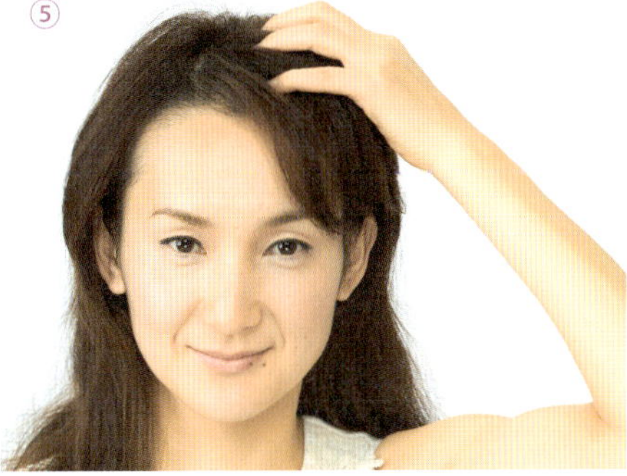

⑥

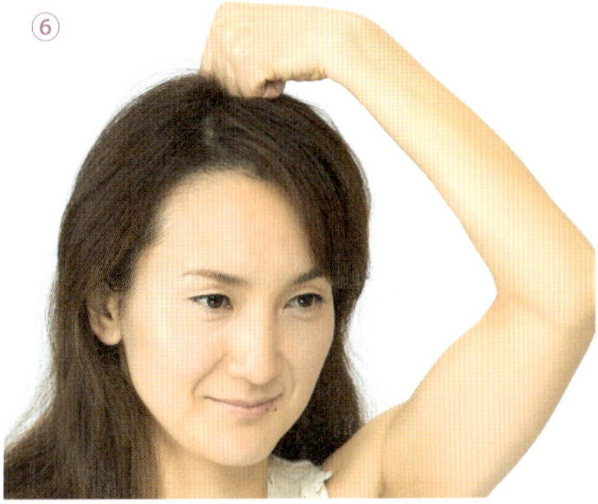

P-⑤、⑥ **頭頂部ほぐし**
肩がこらないように、からだの力を抜いて行いましょう。横になってもできますね。

いる人や、帽子を常用している人も、ここのリンパが滞りやすくなっています。頭頂部をなでただけで痛みを感じる人は、相当滞っているということです。

4 後頭骨ラインほぐし

後頭部の皮下には後頭リンパ節があり、また、反射区もあります。後頭部の反射区のうち、左のいちばん外側の反射区を押すと自律神経が整うといわれています。

後頭骨を両手でつかむようにして、後頭骨の底部のラインに沿って、こぶしや両手の親指で両側からグリグリと奥に向かって押し、指をずらしながらほぐしていきます。押してみて効く感じのする場所、響く場所をほぐします。（➡P-⑦）

こうすると反射区が刺激され、また、脳脊髄液の流れもよくなります。最近、「3つの体液を流せば健康になる」といわれていますが、3つの体液とは、血液、リンパ液と脳脊髄液のことです。

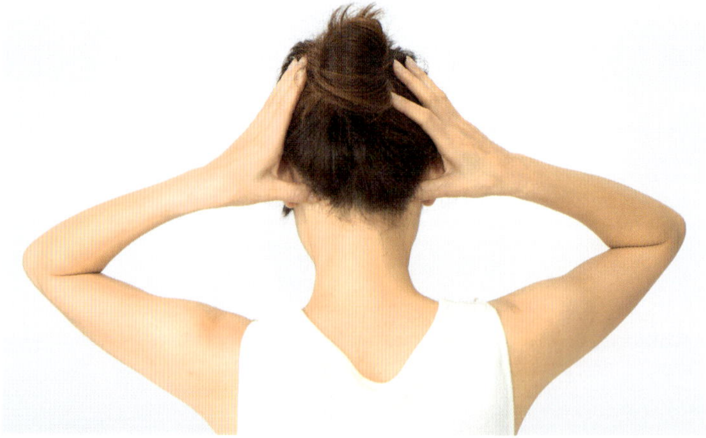

P-⑦ 後頭骨ラインほぐし
こぶしでほぐす以外に、写真のように親指で押圧してもOK。
やりやすい方法で行いましょう。

5 かき上げリンパケア

1～4までの筋肉ほぐしをしてから、かき上げリンパケアをします。

頭の前方（髪の生えぎわ）から後頭リンパ節まで、5本の指でかき上げるようにします。両側、真ん中と、すべての場所に行います。かき上げた指の先は後頭リンパ節だけでなく、その両側の耳の下、下顎のつけ根あたりに、押すと響く場所が何カ所かありますので、そこにも持っていきます。(➡P-⑧)

押して痛みを感じる場所はリンパが滞っているところです。そこには集中的に「ほぐして、流す」を繰り返しましょう。最後に、手を熊手に見立てて、がしゃがしゃと上下にスライドさせてから、髪を整えるように軽くかき上げながらリンパ流しをします。

(➡P-⑨、⑩)

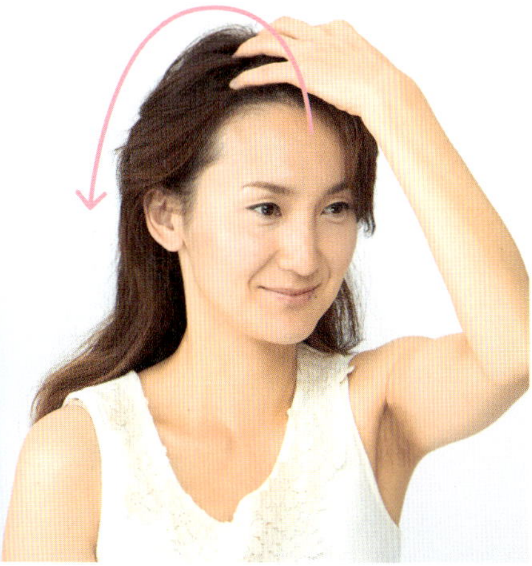

P-⑧　**かき上げリンパケア①**
優しく行うだけでリンパの流れがよくなります。

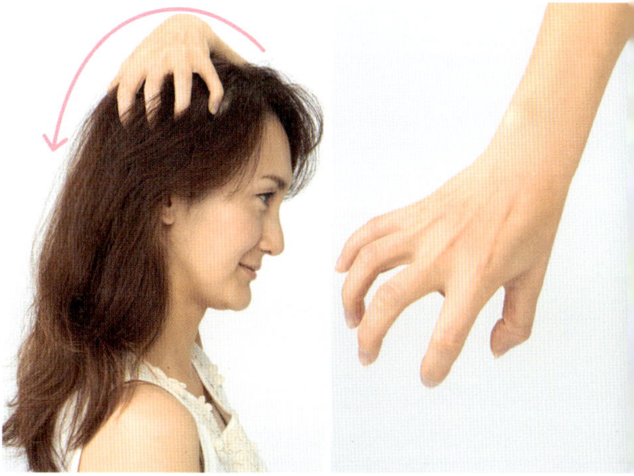

P-⑨、⑩　**かき上げリンパケア②**
前頭部→後頭部だけでなく、側頭部にも行いましょう。手は「熊手」の形で。

全体を通して、ゆっくり優しくリンパケアをしてください。ほぐすときには圧を強めにかけてもよいのですが、リンパ流し自体はそれよりも優しく行いましょう。

6 リフトアップリンパケア

1～5の「かき上げリンパケア」までリンパ流しをすれば、頭部のリンパケアはほぼ完璧です。

さらに、顔をリフトアップして「今より７歳くらい若く見られるようになる裏技」がありますのでご紹介します。

5の「かき上げリンパケア」と手順は全く同じなのですが、熊手をつくった指に力を入れて圧をかけながら、5の方法をやってみてください。

これは、リンパ流しとは違って、「リフトアップケア」という、頭の筋肉をつかみながら、顔の筋肉を引っ張り上げるセルフリンパケアです。

若いかたには不要かもしれませんが、顔のたるみやだぶつきが気になったとき、美顔のために行う方法です。当協会の講師は全員やっていますので、みなさんにもおすすめします。

3 フェイシャルリンパケア

顔は、じつはこりやすく、したがってリンパが滞りやすい場所です。(➡P-①)

フェイシャルリンパケアでは、デリケートな皮膚を保護するために必ずジェルをつけます。(➡P-②)

また、こっている場所に部分的に圧をかけることはありますが、基本的にはそっとリンパ流しをしてください。

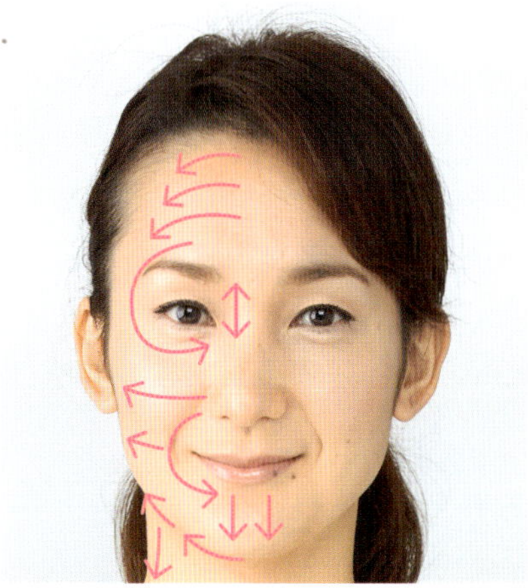

P-① **顔は意外にこりやすい**
フェイシャルリンパケアは、ヘッドリンパケアのあとにしましょう。

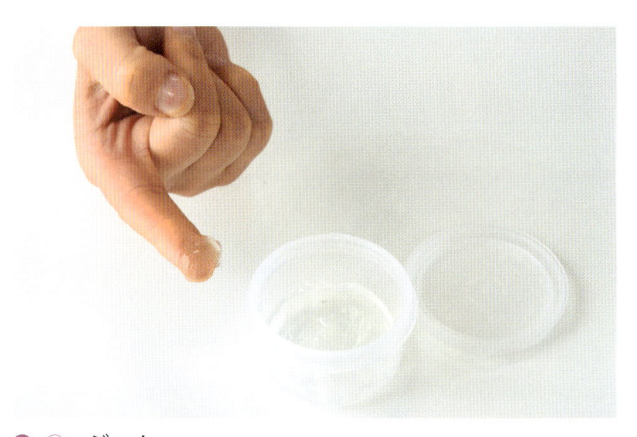

P-② **ジェル**
クッション性があって伸びのよいジェルを使いましょう。とくに顔のリンパケアでは、ジェルをたっぷりつけます。

1 三叉神経節ほぐし

中指でこめかみ（三叉神経節がある場所）をくるくると回すようにして、優しくほぐします。できれば、初めにスプレー式ローションをこめかみに吹きつけておくとベストです。（➡P-③、④）

こめかみは、優しくほぐすと副交感神経優位になる部位です。強く押すと、逆に交感神経優位になります。ですから、リラックスしたいときは優しく、気合いを入れたいときは強く押すとよいでしょう。昔は、気合いを入れるときに鉢巻きをしましたね。鉢巻きは、こめかみ部分を締めて交感神経優位にしていたのです。

三叉神経節の少し上の場所もこりやすいので、ここもほぐしてあげるとよいでしょう。

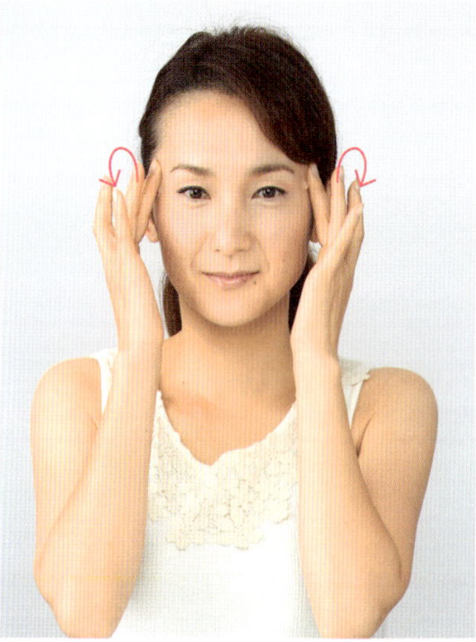

P-③ 三叉神経節ほぐし
中指にジェルをつけて、ゆっくり優しく回しながらこめかみをほぐします。

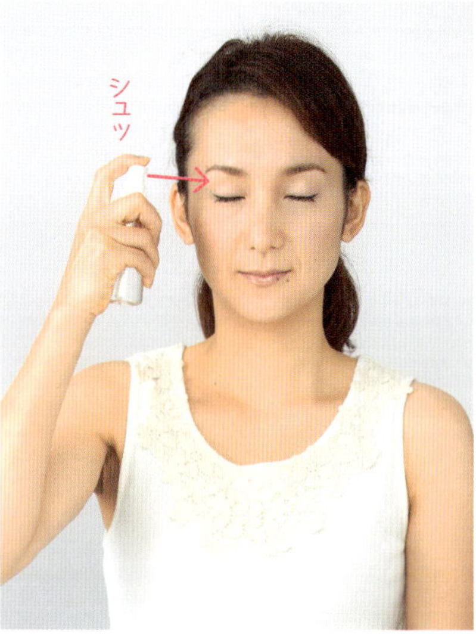

P-④ スプレー式ローション
目に入らないように注意しましょう。こめかみだけでなく、首に吹きつけるのもおすすめです。

2 鼻根筋ほぐし

まず、中指で鼻の根元部分をほぐし、そこから眉のつけ根まで押しながら上下に指をすべらせるようにします。

1 でも中指を使いますが、中指は指の中でも一番敏感な指といわれ、こっている場所も見つけやすいからです。（➡P-⑤）

3 眉→前頭筋リンパケア

2 に続けて、眉間から眉の終わりに向かって、眉のラインに沿ってリンパ流しをします。上のほうにずらしていって、髪の生えぎわまで、前頭筋全体に行います。（➡P-⑥）

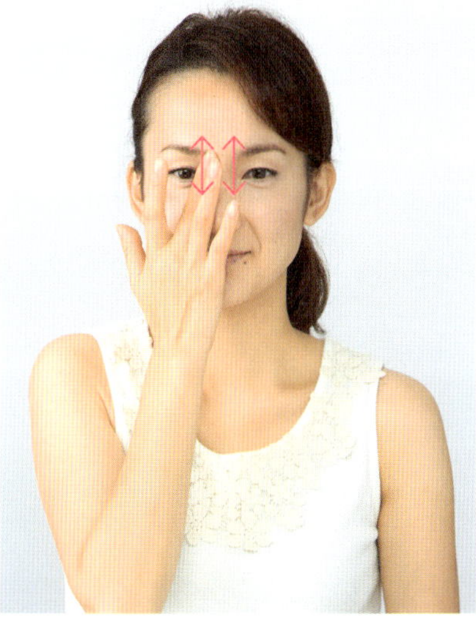

P-⑤　鼻根筋ほぐし
上にすべらせ、下に戻すようにします。鼻すじがきれいになる効果も期待できます。

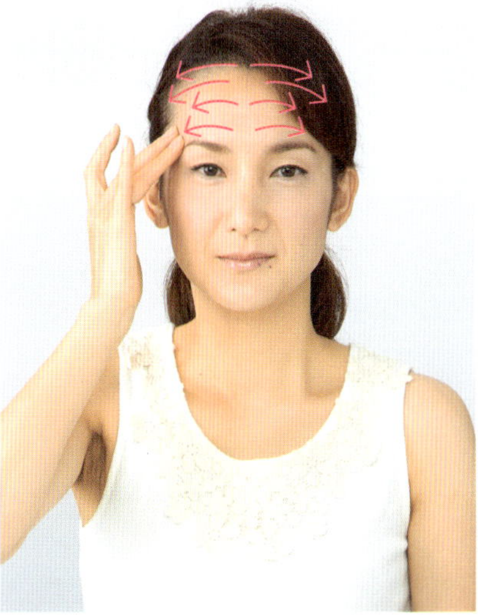

P-⑥　眉→前頭筋リンパケア
「まぶたが重くなってきた」「目が小さくなってきた」と感じている人は重点的に行いましょう。

4 眼輪筋リンパケア

目の周りの筋肉を、円を描くように内側にぐるぐると、そっとリンパ流しをします。ここはとくに皮膚が薄いので、強くしないように注意しましょう。この部位は、ジェルを多めにつけたほうが流しやすく、また、皮膚を痛めません。

目の周りをリンパ流ししたら、最後は耳のほうに持っていきます。耳の周りにはリンパ節がたくさんありますので、そこに流します。

(➡P-⑦)

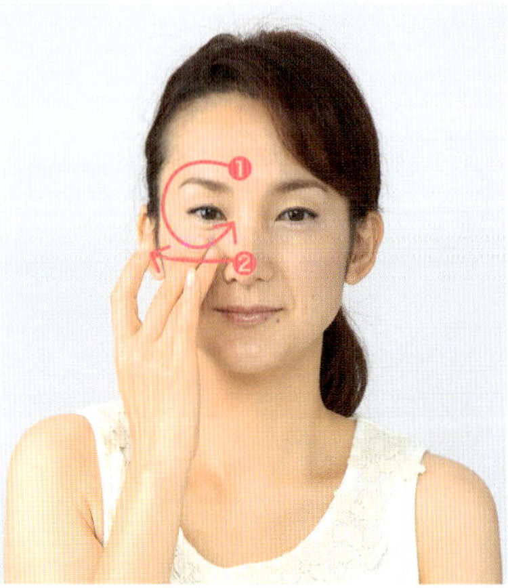

P-⑦ **眼輪筋リンパケア**
シワが寄らないよう、慎重に。ジェルをたっぷりつけて、小鼻の横にこりがないか確認。

5 鼻から耳にかけてのリンパケア

小鼻の横を押圧してほぐします。アレルギー性鼻炎、花粉症など、鼻にトラブルを抱えている人は、ここをほぐすとコリコリしていることが多いようです。

小鼻の横から耳に向かって優しくすべらせるように流します。頬骨のきわあたりは、強くするとシワやシミができることがありますので、とくに優しくしましょう。小鼻の横から頬骨を越えて耳まで行ったら軽くもどします。この繰り返しで下のほうまで行います。(➡P-⑧)

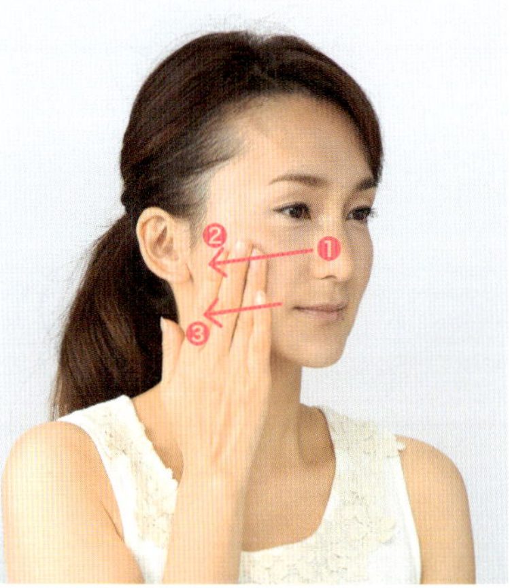

P-⑧ **小鼻の横からのリンパケア**
しっかり耳までリンパを流しましょう。途中で止めないで。

下のほうの、口の真横の延長線の下顎カーブのあたりはこりやすいので少し深めに圧をかけ、リンパ流しをします。（➡P-⑨）

このリンパケアを行った結果、花粉症がなくなった人や軽くなったという報告が多数あります。

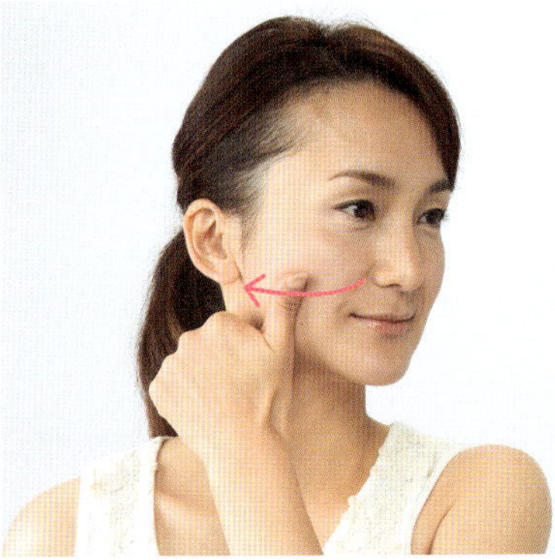

P-⑨　頬全体の筋肉ほぐし
ジェルを親指にたっぷりつけて、横に少し圧をかけながらすべらせます。優しくほぐしましょう。

6 咬筋ほぐし

顎関節のあたりの筋肉（咬筋）が硬くなっていると、口角が垂れてきます。ジェルをつけて、グリグリとよくほぐします。人差し指でカギの形をつくり、第一関節と第二関節の間を使ってほぐすとやりやすいでしょう。あるいは、げんこつをつくって、指の第二関節を使います。

ここを強くほぐすと痛いのですが、一瞬で口角が上がってしまう人もいます。（➡P-⑩）

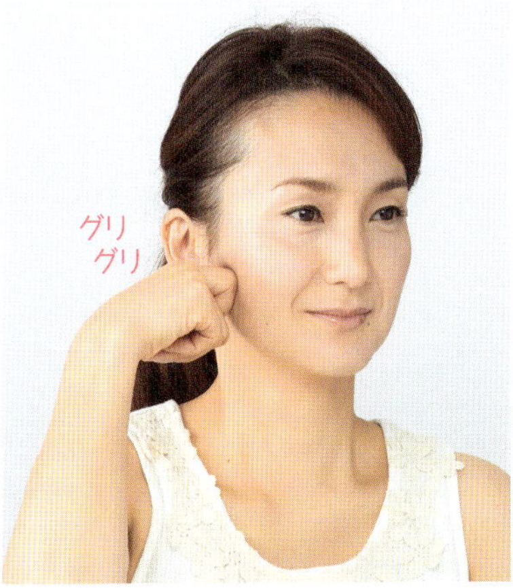

P-⑩　咬筋ほぐし
ほとんどの人がこっている部位。こっているところは少し押すだけでも痛いものですが、ほぐれてくると痛くなくなります。

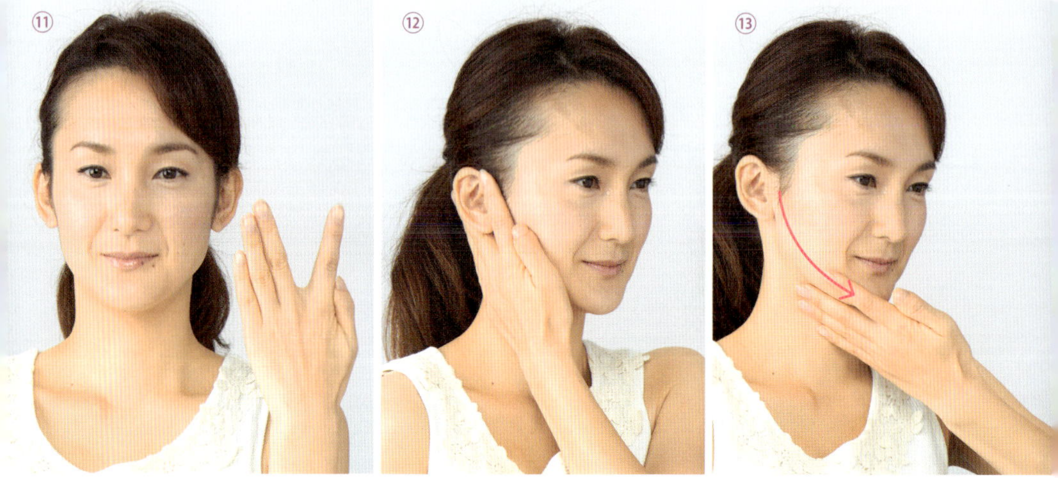

P-⑪〜⑬　**フェイスラインリンパケア**
指で耳を挟んで上から下におろします。
このとき、耳のあるほうと逆の手を使うとやりやすい。

6
セルフリンパケア

7 フェイスラインリンパケア

　フェイスラインをきれいにします。
　左手を開いてすべての指どうしをくっつけます。そして人差し指と中指の間を開き、右耳を下から挟みます。親指と人差し指が耳の前にくるようにします。（➡P-⑪〜⑬）
　ここから顎の先までしゅーっとすべらすように指を動かし、そっともどします。これを左側も同じように繰り返します。これによって、耳の周りのリンパの流れがよくなります。

　このリンパケアをしたら、1日で耳鳴りがなくなったという人もいます。また、めまいの予防にもなります。

⑭
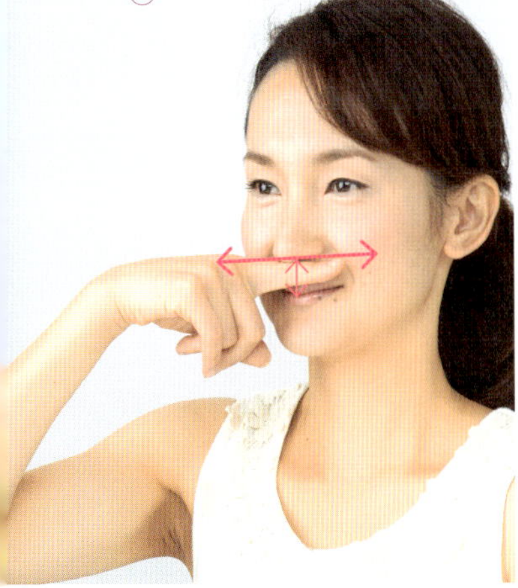

⑮
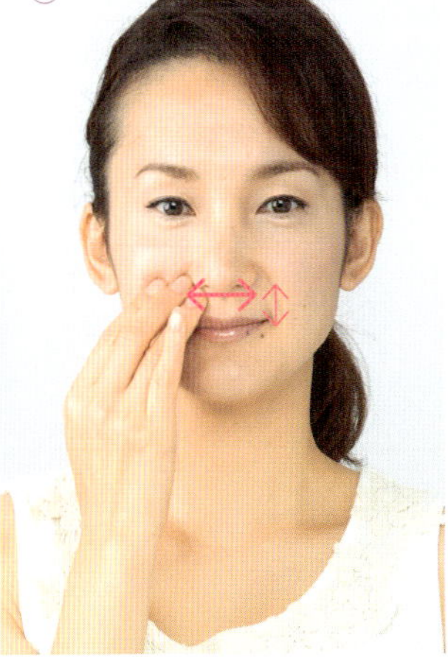

⑯
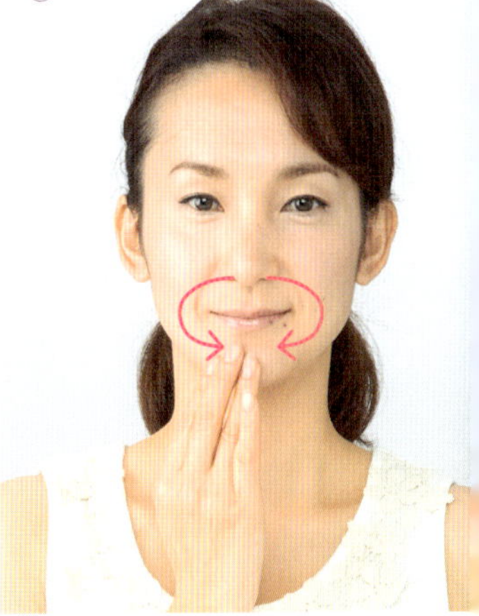

Ⓟ-⑭、⑮　**鼻の下ほぐし**
ジェルをたっぷりつけて、上下左右にほぐします。
圧をかけてやや強めにすると、こりを見つけやすくなります。

Ⓟ-⑯　**口輪筋リンパケア**
鼻の下から顎に向かって、円を描くようにしてリンパを流します。

8 鼻の下ほぐし

鼻の下がこっている人は結構多いようです。歯列矯正や差し歯など、歯の治療をしている人は、ここがこりやすくなっている傾向があります。

人差し指を伸ばして横にして、指の真ん中あたりを鼻の下にあてて押圧したまま上下左右に動かしてほぐします。ここがこっているとコリコリするはずです。こりがわからない場合、三指やカギの指でほぐすと見つけやすいでしょう。（➡Ⓟ-⑭）

9 口輪筋リンパケア

8 の「鼻の下ほぐし」から連続して、口の周り（口輪筋）を下に向かって円を描くようにしてリンパ流しをします。（➡Ⓟ-⑮、⑯）

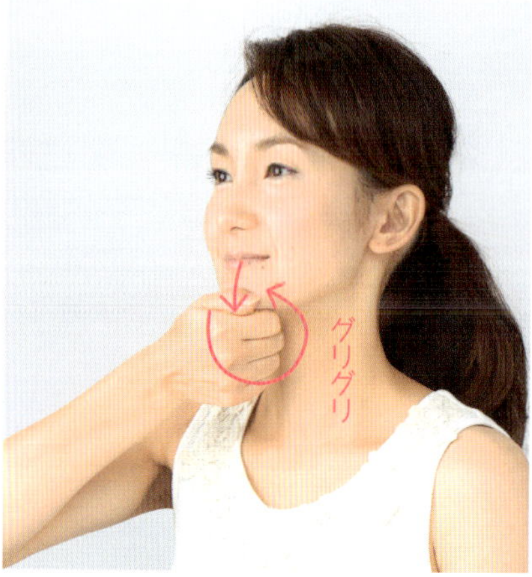

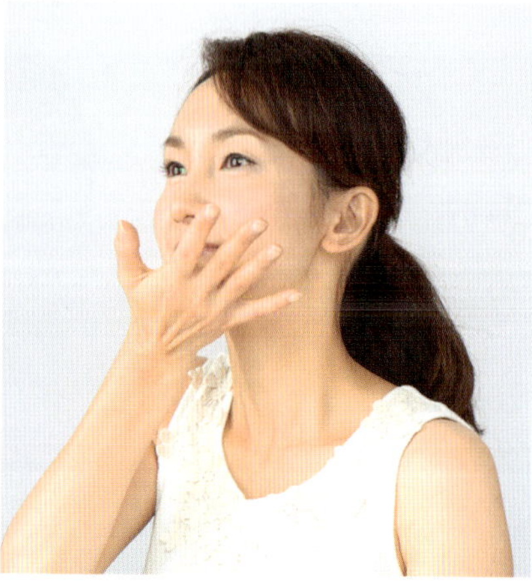

P-⑰　オトガイ筋リンパケア①
親指と人差し指で顎をつかみ、上から顎先より下まで流します。顎先をつかんだまま回すのも効果的。

P-⑱　オトガイ筋リンパケア②
手のひらの真ん中を顎先にあてて回します。

10 オトガイ筋リンパケア

続いて、下唇の下から顎の先までのオトガイ筋をよくほぐします。ほぐしたら顎の先の裏側に流します。（➡P-⑰）

手のひらでほぐすのも有効です。（➡P-⑱）

11 顎リンパケア

肩がこると、顔と首の間のラインが腫れてリンパ節が滞り、グリグリができます。以下のリンパケアを行うと、数分でグリグリが取れてきます。歯の痛みや、歯が浮いた感じもよくなります。

10 で顎の先をほぐし、リンパを顎下リンパ節に流したら、両手の親指を顎の下につけ、それぞれの親指を顎の骨に沿って上にすべらせて耳

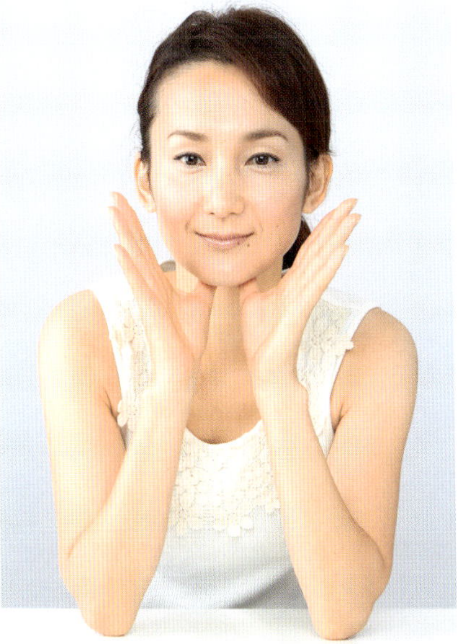

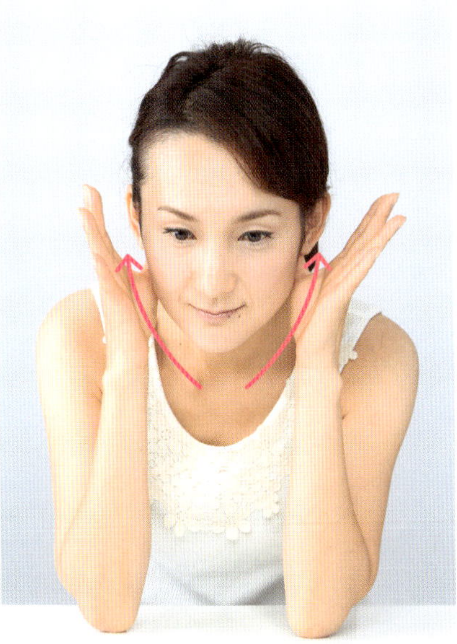

P-⑲　顎リンパケア①
肘をテーブルにつけて行うと、適度な圧がかかりやりやすくなります。

P-⑳　顎リンパケア②
親指にジェルをたっぷりつけて、顎から耳までゆっくり指をすべらせます。

まで持っていきます（机などに肘をつくとやりやすいでしょう）。
（➡P-⑲）

耳の前にも後ろにも持っていくようにします。（➡P-⑳）

8から11までは、歯周病（歯槽膿漏）の予防にもつながります。

顔がたるんでいると感じている人は、フェイシャルリンパケアを顔の半分だけやってみると、より効果を実感できるはずです。

人はみな顔に左右差があるものですが、気になる場所に時間をかけてリンパケアをしていると左右差が気にならなくなり、見た目にも整ってきます。

4 首肩リンパケア

首のリンパケアも、じつは顔をキレイにするポイントです。

首が短くなっている人も元の長さにもどり、肩の上もすっきりとして美しい印象になるとともに、軽くなる、振り向きやすくなるなど、いいことずくめです。(➡P-①)

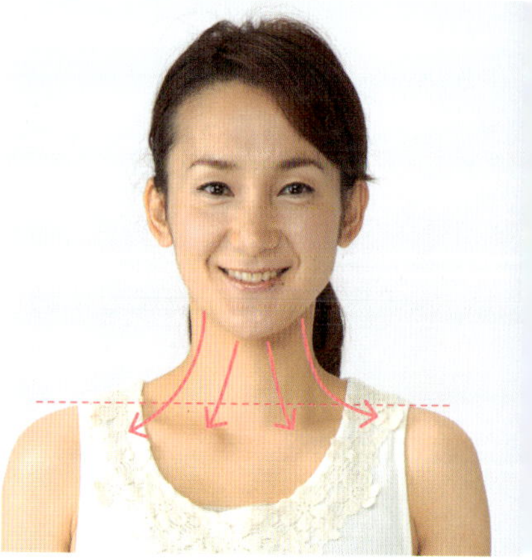

P-① 首肩リンパケア
肩の高さの左右差を鏡でチェック。リンパ流しは矢印の方向に。

1 胸鎖乳突筋つかみ

胸鎖乳突筋がわかりにくい場合、うつむいてから横を向くと首に現れます（左を向いたときは首の右側から鎖骨にかけて現れます）。

胸鎖乳突筋を、上から下に向かってつかんでいきます。胸鎖乳突筋の内側にもリンパ節があります。胸鎖乳突筋つかみは、口内炎の予防につ

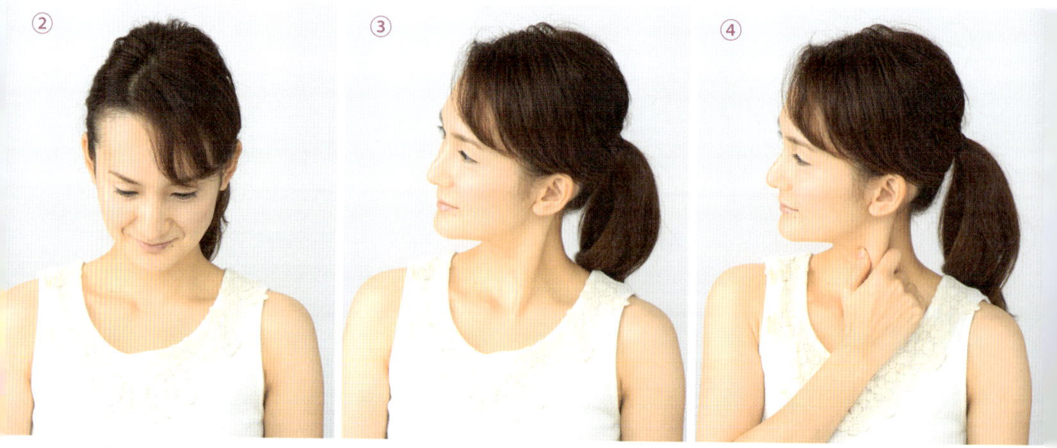

P-②〜④ 胸鎖乳突筋つかみ
うつむいて（②）、横を向き（③）、胸鎖乳突筋をつかみます（④）。

ながります。（➡Ⓟ-②～④）

続いて、首の前面全体を、顎の下から喉のあたりまで、手の指全体を使って（手を開いて、親指と残りの４本の指で首を挟む感じ）そっとなでるようにして軽くリンパを流します。（➡Ⓟ-⑤）

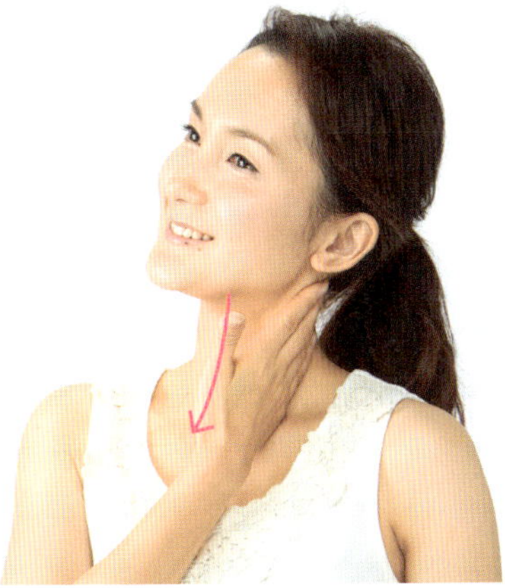

Ⓟ-⑤　**首の前面リンパ流し**
首の前面の皮膚はとくに薄いので、そっと優しく上から下に流します。

2 首ほぐしリンパケア

耳の後ろの胸鎖乳突筋から首の後ろまでをほぐします。（➡Ⓟ-⑥）

まず耳の後ろあたりにジェルをつけ、三指か四指でほぐします。

首の前面は、上から下に向けてごく優しくリンパ流しをしましょう。（➡Ⓟ-⑦）

⑥

⑦
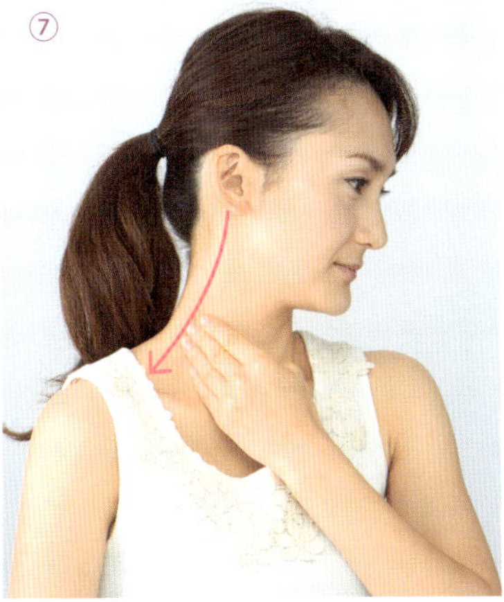

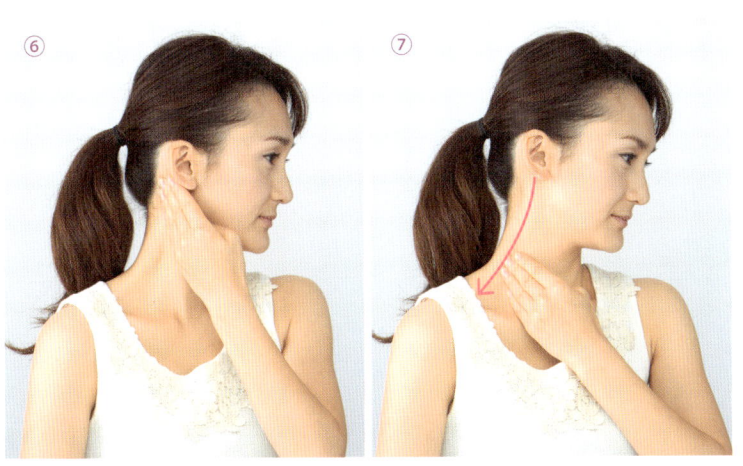

Ⓟ-⑥、⑦　**首ほぐしリンパケア**
少し圧をかけてそっとほぐし、少しずつ下に移動します。

3 肩のカーブラインのリンパケア

肩がこっている人は、首から肩にかけてのカーブ部分がこっているものです。

カーブ部分にジェルをつけて、首から肩のほうにしごいていくとこっているところがわかるので、そこをほぐしながら、首から肩に向けてリンパ流しをします。

(➡P-⑧)

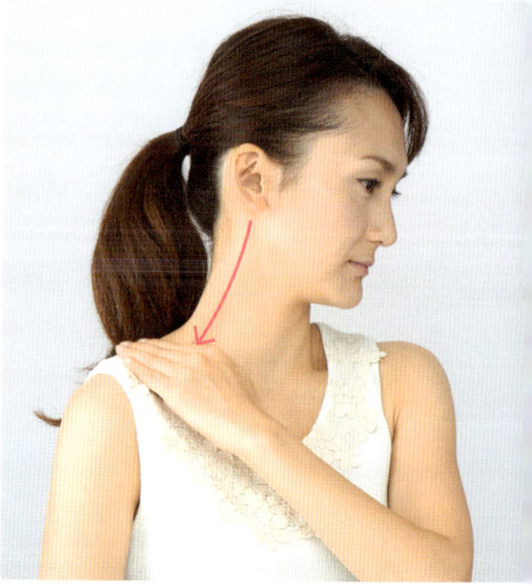

P-⑧ **肩のカーブラインのリンパケア**
気持ちよく感じる強さで。

4 首からの肩甲骨リンパケア

首から背中の肩甲骨上部もほぐして流します。このときは、反対側の手で行ったほうがやりやすいでしょう。

肩甲骨あたりのこりは、ストレスとも関係が深いといわれています。

(➡P-⑨)

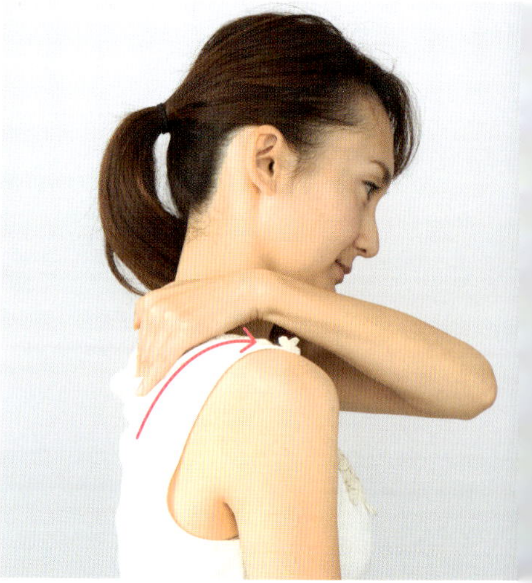

P-⑨ **首からの肩甲骨リンパケア**
押してみて違和感のある部位をほぐしましょう。

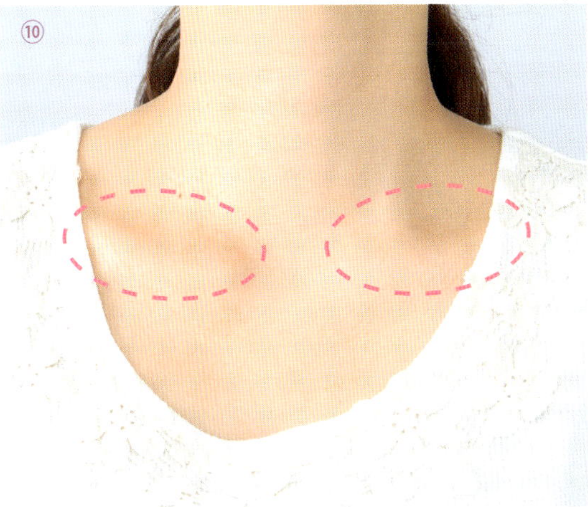

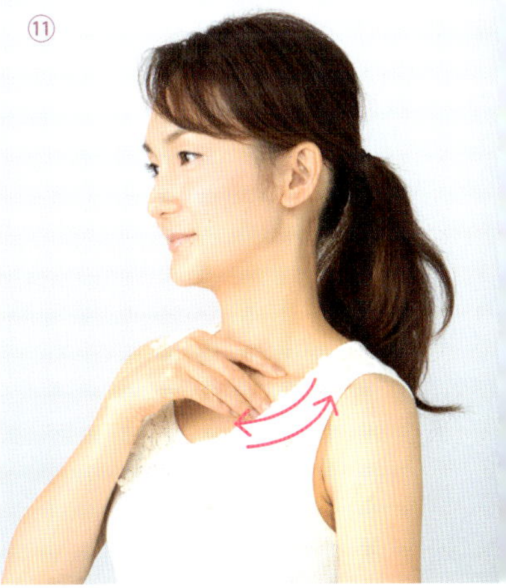

Ⓟ-⑩、⑪　鎖骨リンパケア
鎖骨が左右対称でくっきり出ているかチェック（⑩）。
人差し指と中指にジェルをつけて鎖骨をはさみ、「胸の中央に向かって手を滑らせ、そっともどす」を繰り返す（⑪）。

5 鎖骨リンパケア

リンパ液は最終的には鎖骨下静脈から血流にもどります。したがって、鎖骨はリンパ液のゴール地点だといえます。（➡Ⓟ-⑩）

鎖骨の端（肩側）をつかむようにして、指を深く入れて胸骨のほう（胸の中心部）に向かって押圧していき、コリコリするところがあれば、そこがこりで、リンパが滞っているところですからよくほぐし、リンパ流しをします。（➡Ⓟ-⑪）

6 鎖骨下ほぐし

鎖骨の下もリンパが滞りやすいので、押しながらほぐします。また、鎖骨下と脇の下の間は、女性にとってこりやすい場所です。とくに胸の大きい女性はここがこっていることが多く、押圧するだけで痛がります。

（➡P-⑫、⑬）

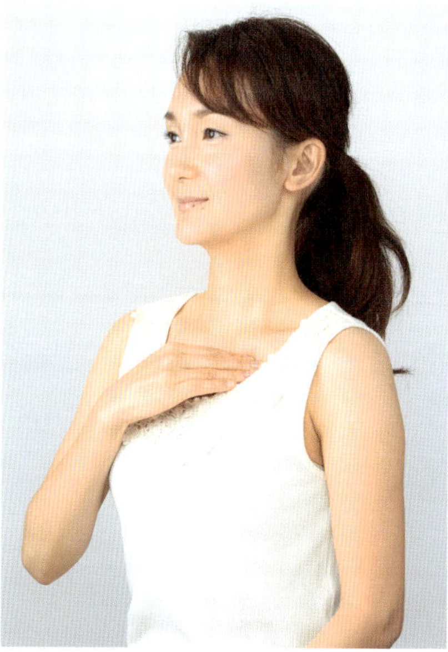

P-⑫ **鎖骨下ほぐし①**

鎖骨から指１本分くらい下のところを押して、さらにさすってみましょう。

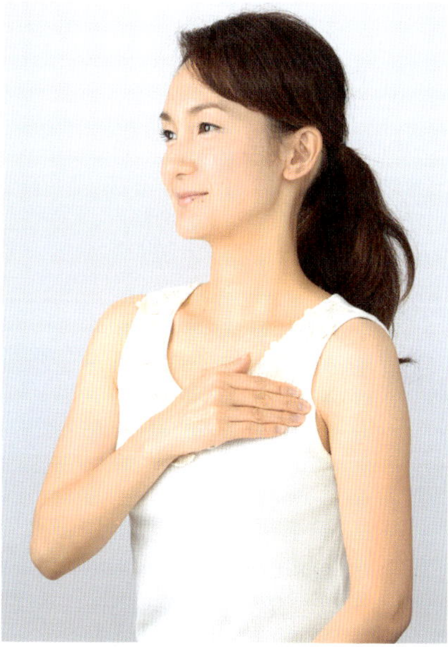

P-⑬ **鎖骨下ほぐし②**

鎖骨の下から脇の下までの間の部位を四指で押してみて、硬くて痛い場所が見つかったら、そっとほぐします。

7 腋窩リンパケア

6 をほぐしたら、鎖骨下から腋窩にリンパを流します（脇の下に入れ込むイメージで）。そのあと、腋窩全体もほぐします。（➡P-⑭、⑮）

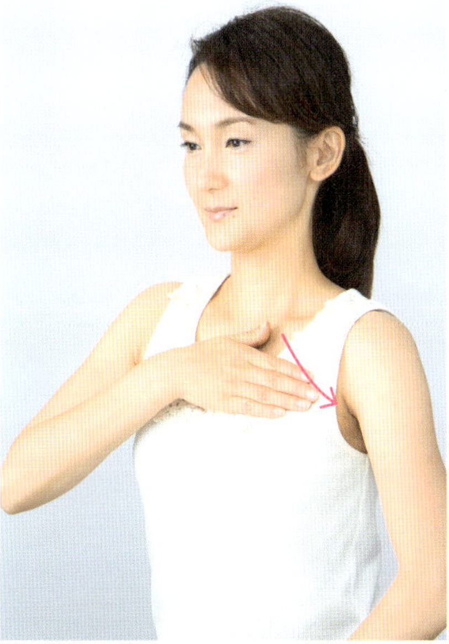

P-⑭　**腋窩リンパケア①**
指の腹ですべらせるようにします。

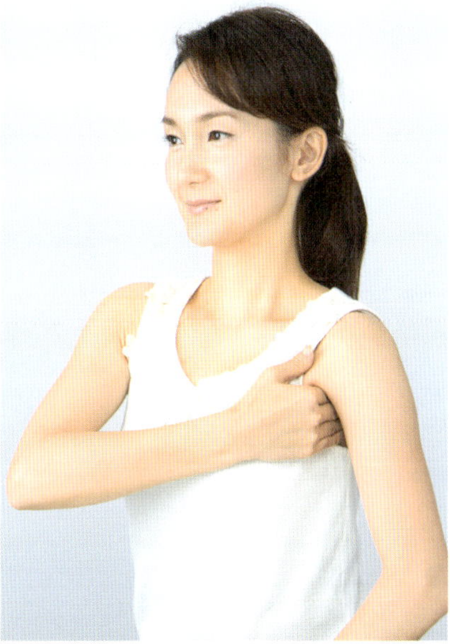

P-⑮　**腋窩リンパケア②**
基本的にリンパケアはもむ行為はしませんが、腋下はもんでもOKな部位です。四指でもんでみましょう。

5 デコルテ・胸のリンパケア

「デコルテ」はフランス語で「襟ぐり」という意味ですが、現在では、女性の首から胸元にかけての部分を指す言葉として一般的に使われています。

女性らしさや美しさが出る部分ですが、むくみが出やすいので、リンパケアで美しく保つと品よく女性の魅力を引き立てます。顔やスタイル、ヘアと同じくらい念入りにケアしたいパーツとして、デコルテセラピーを専門としているサロンもあります。（➡P-①）

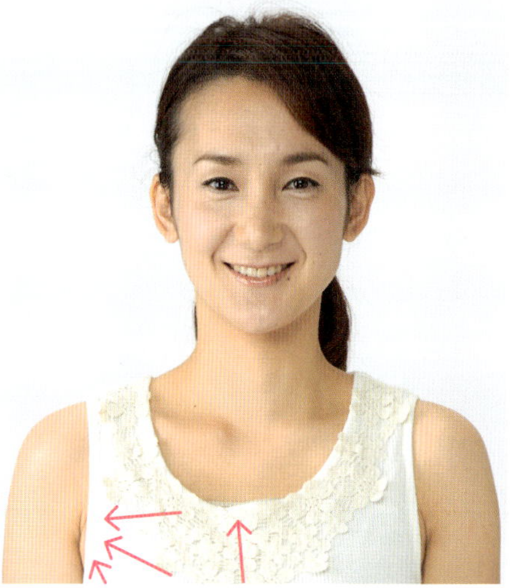

P-① 美と健康が得られる胸のリンパケア
胸元の開いた服は、美しいデコルテラインがあってこそ生きてきます。胸のリンパは、最終的には液窩リンパ節に流します。

胸部の筋肉に痛みがあったり、息を吸うと胸が苦しい場合は、筋肉の硬直があるということです。硬くなっているところを見つけてセルフリンパケアを行い、筋肉の硬さを取ると楽になります。

喘息の人は、胸のほか、首、肩、背中にも筋肉の硬化がみられることが多いので、これらの部位のリンパケアをおすすめします。

日本女性の約６パーセントが乳がんになるといわれていますが、がんは、「冷えていて硬い」となりやすいともいわれています。胸のリンパケアを行うと柔らかくなって血流がよくなります。

胸を柔らかくすることによって、バストが大きくなったり、バストアップする可能性があります。昔より胸が小さくなったという人は、腕やおなか、背中に胸の肉が逃げている可能性が高いので、リンパケアで柔らかくなった胸を下着にきちんとおさめて、定着させましょう。

1 鎖骨周辺のリンパケア

鎖骨周辺のリンパケアについては「4. 首肩リンパケア」をご覧ください。

2 胸腺上下リンパケア

胸腺は免疫にとって非常に重要なリンパ組織です。胸腺は胸骨上部の裏側にありますので、胸骨を上から下へ、下から上へと指先でこりを見つけながらほぐします。（➡P-②）

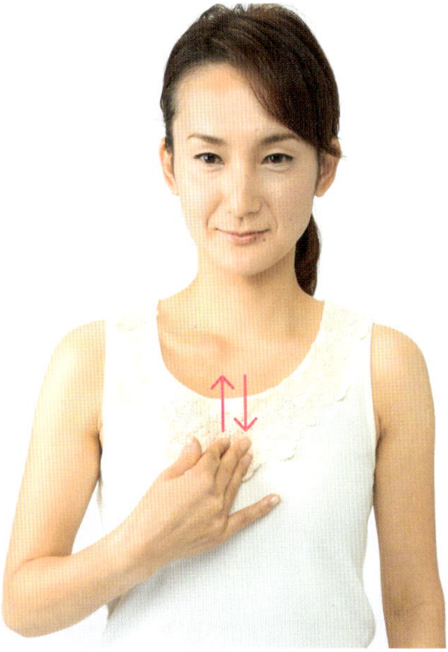

P-② 胸腺上下リンパケア
胸の谷間を下から上に動かしていくと、指が止まる部位がありますので、そこまで行ったらそっともどし、それを繰り返します。

3 バストの下から上へのリンパケア

バストの下から上に向かって四指で持ち上げるようにしてほぐします。これを何度か繰り返します。

バストは脂肪組織と乳腺からできていて、大胸筋の上に乗っていますが、脂肪組織と乳腺、乳腺と皮膚、乳腺と大胸筋をつないでいるのがクーパー靭帯です。バストを支えているともいえるクーパー靭帯はこりやすいので、手のひらで押圧しながらほぐします。ただし、この靭帯は切れやすく、切れたら修復できませんので、無理に引っ張ったりしないようにしましょう。(➡P-③)

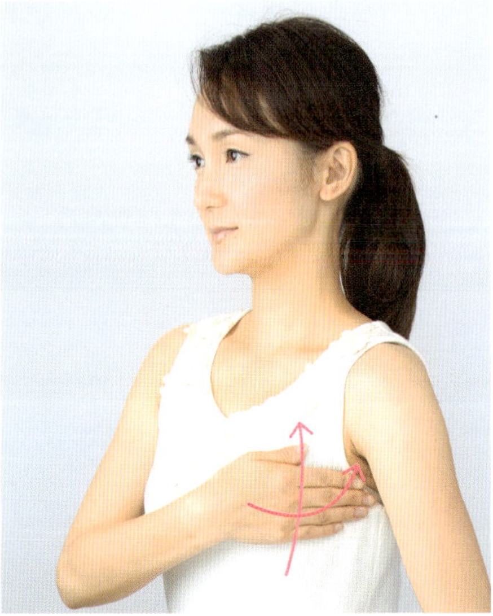

P-③　バストのリンパケア
「下から上にそっとすくい上げ、もどす」を繰り返したら、脇の下に流すように指をはわせます。

4 腋窩リンパケア

3 でバストをほぐしたら、手のひらと指全体を使って、バストから腋窩に入れ込むように持っていきます。このリンパケアは、胸の肋間部の疲れと、筋肉の硬直を取ります。さらに、腋窩もよくほぐしてください。(➡P-③)

デコルテのリンパケアをしているときに、紫外線などによるシミが残っていることに気づくことがあります。シミが残っているところは、リンパの流れが悪いところだということも知っておきましょう。シミは、リンパケアをずっと続けていると消えてしまうこともあります。

6 おなかのリンパケア

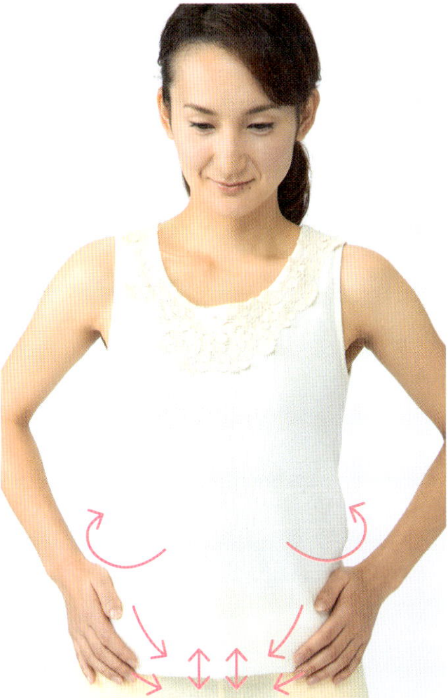

おなかのぜい肉が柔らかくて冷たい人や、水分を多めに摂った翌朝におなかが張る人は、水分の停滞による「むくみ太り」が考えられますので、おなかのリンパケアがとても効果的です。

腰や背中は、ぜい肉だけでなく水分もたまりやすいのですが、力を入れないリンパケアでも、ウエストのくびれが出やすくなります。

P-① **免疫と婦人科系に欠かせない**
リンパ球は腸に多く存在します。婦人科系の病気の予防をしたい人は念入りに。

また、腹痛になる人は、腹筋や腰の筋肉が硬くなっていることがほとんどです。その部分をよくほぐしてリンパを流すことによって改善されます。

腹部が硬いと胃けいれんを起こしやすくなりますが、おなかのリンパケアで柔らかくしてあげると起こりにくくなる場合があります。「さしこみ」のように急におなかが激しく痛んだら、おなかのリンパケアを試してみてください。

極端に小食の人や食欲不振の人もおなかの筋肉が硬く、その結果リンパが流れにくくなっているので、よくほぐして、リンパを流すことをおすすめします。

夜尿症のある子どもの腹部も硬いことがほとんどで、服の上から優しくほぐしてあげると効果が期待できます。その際は同時に腰や頸部のリンパケアも行ってください。初めはくすぐったがりますが、筋肉の硬化が取れると、くすぐったさはなくなってきます。

下腹部のリンパの流れが悪いと頻尿となって夜中にトイレに起きる回数が増えてしまうことがあります。この場合も下腹部の筋肉をほぐし、リンパケアを行うと緩和されます。腰のリンパケアも併せて行いましょう。婦人科系の不調が気になる人は、おへそから下が冷えると、ますます悪化しやすいので、とくに6と7を行ってください。

おなかのリンパケアは副交感神経優位にしますので、リンパ球が増え、リラックスすることができます。

このリンパケアは、立った状態でも、座った状態でも、寝た状態で行ってもかまいません。

1 みぞおちほぐし

指先（二指か三指）を深くみぞおちに入れて、指先を動かさずにグリグリ回してほぐします。（➡P-②）両手の指先をみぞおちに入れて、上体をぐーっと前に倒して体重を乗せてもよいでしょう。

精神的なストレスで参っている人などは、みぞおちが硬くなっていて、指で押してもなかなか深く入っていかないことが多いようです。

みぞおちの上の骨（肋骨の最下部、胸骨の最下部）のきわもこりやすい場所なので、両手の指の先で左右にゆするようにしてほぐします。

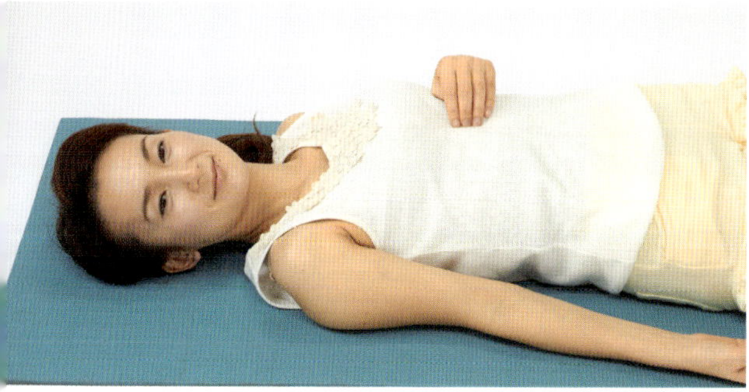

P-② みぞおちほぐし
みぞおちに指が深く入りにくい、痛い、などはリンパが停滞しているのと、胃の不調を示すサイン。

2 肋間下「ハ」の字ほぐし

胸の中心（胸骨最下部）から、一番下の肋骨のきわを肋骨に沿って腰までほぐしていきます。ジェルを使うとこりはすぐ見つかりますから、その部分をよくほぐしましょう。骨のきわには老廃物がたまりやすく、それがこりとなります。（➡P-③）

3「ハ」の字リンパ流し

2 でほぐしたら、肋骨に沿ってハの字を書くようにリンパを流します。（➡P-④）

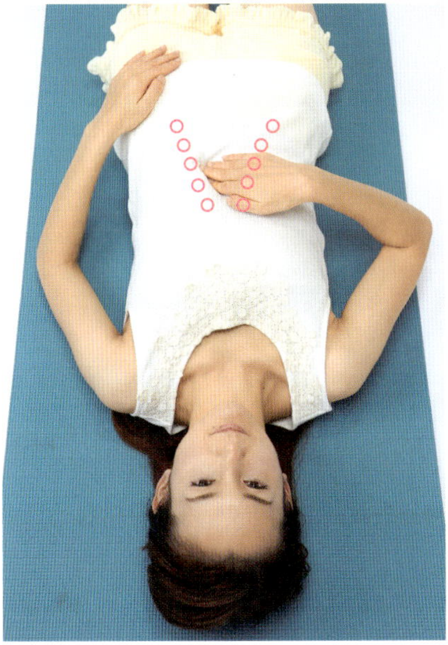

P-③ **肋間下「ハ」の字ほぐし**
手がすべりにくいところは、よくほぐしてあげます。ジェルを使うと滞りがわかりやすくなる部位のひとつ。

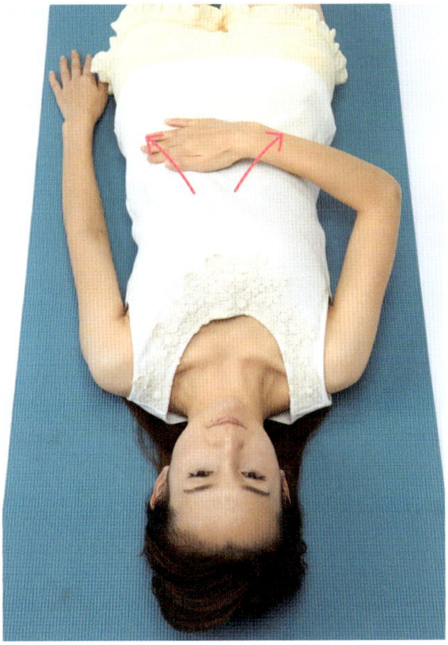

P-④ **「ハ」の字リンパ流し**
ウエストに向かって手のひら全体で優しく流します。くびれが出やすくなります。

4 おへその周りほぐし

おへそを中心に円を描くように、指先で何カ所も押圧していきます。硬くなっている部分はよくほぐしましょう。(➡P-⑤)

5 おへその周りの全体ほぐし

4 で押圧してほぐしたら、今度は手のひらで円を描くようにして、おへその周り全体を軽く押し回します。(➡P-⑥)

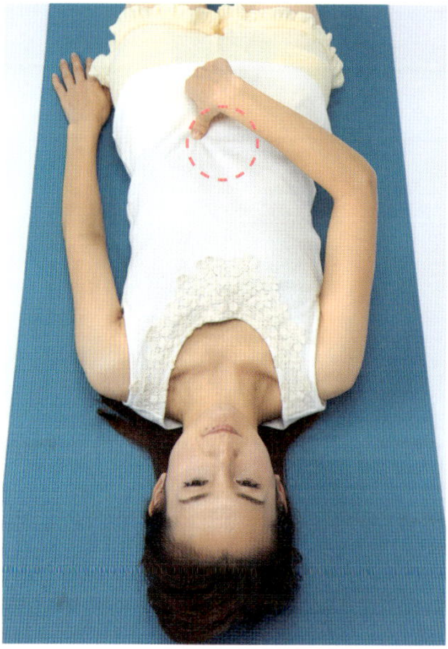

P-⑤　おへその周りほぐし
おへそ周りをそっと押してみましょう。硬いところも、何回か押すと柔らかくなります。

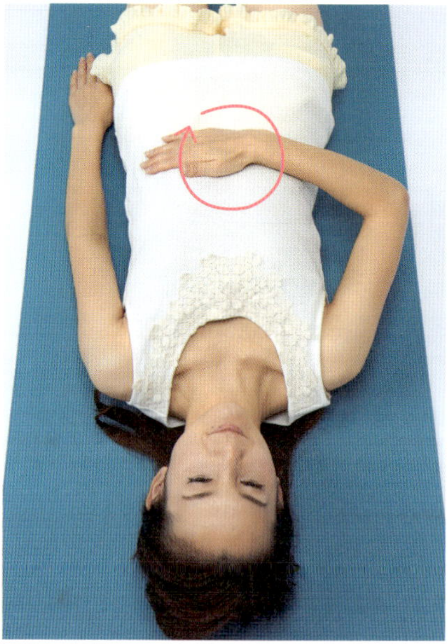

P-⑥　おへその周りの全体ほぐし
時計回りだけでなく、反対回りもしましょう。全身の力を抜いて、優しく行います。

6 おへその下の上下ほぐし

おへその下に両手をあてて、上下に動かしてほぐします。おへその下全体にわたってほぐしましょう。(➡P-⑦)

この部分が硬くなっている人は多く、とくに冷え性の人に目立ちます。ここが冷えて硬くなっていると、子宮筋腫や子宮内膜症などの婦人科系の病気になりやすいといわれています。

おへその下全体をよくほぐすことによって血流もよくなり、子宮などの臓器にもよい刺激を与えることができます。また、便秘がちの人、生理痛のある人、冷え性には、このリンパケアが有効です。

7 ウエストのくびれリンパケア

おへそから横にウエスト、そして背中のほうに優しくリンパを流します。優しくリンパ流しをするだけで、ウエストのくびれはできるものなのです。(➡P-⑧)

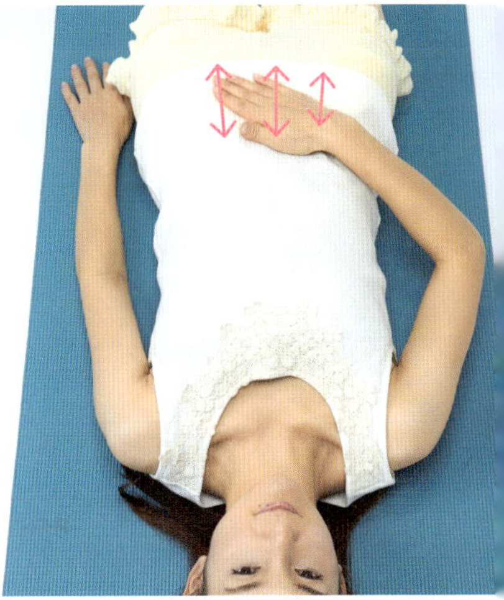

P-⑦ おへその下の上下ほぐし
体温が高い人でもおへそから下が冷えていれば冷え性。

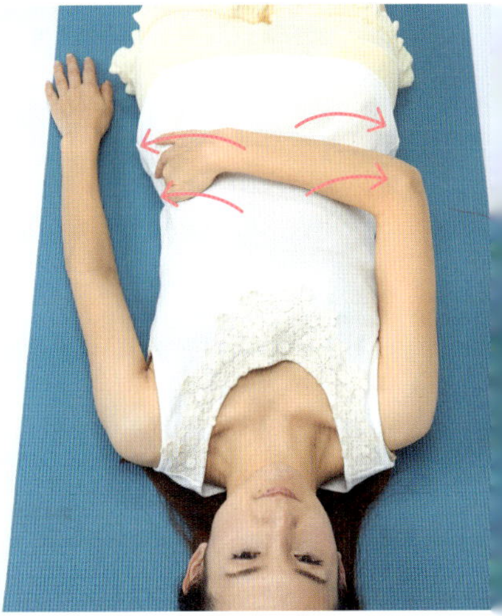

P-⑧ ウエストのくびれリンパケア
意外とお腹やウエストもむくんでいるものです。

8 腋窩へのリンパ流し

おへそから上は、リンパの分水嶺にしたがって腋窩リンパ節に流します。（➡P-⑨）

9 鼠径リンパ節流し

おへそから下は、分水嶺にしたがって鼠径リンパ節に流します。

おへその下に手をあてて、円を描くように右回りさせたらそのまま左の鼠径部に流します。続けて、逆回りさせて右の鼠径部に流します。（➡P-⑩）

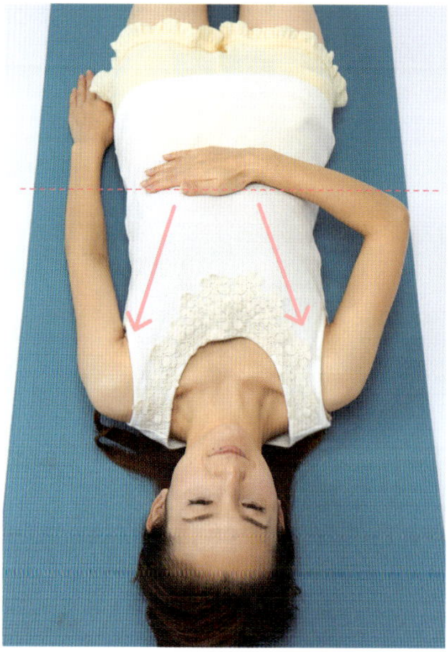

P-⑨　腋窩へのリンパ流し
おへそから上のリンパは腋窩リンパ節に吸収されるので、脇の下までリンパ流しをします。

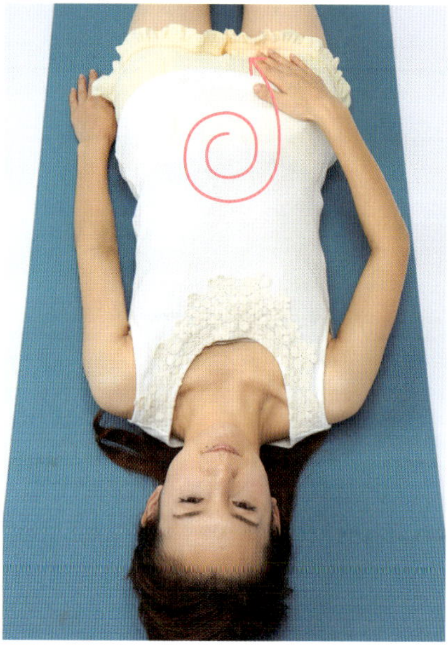

P-⑩　鼠径リンパ節流し
おへそから下のリンパは鼠径リンパ節に吸収されるので、鼠径部までリンパ流しをします。

7 手と腕のリンパケア (➡P-①、②)

手や指を酷使している場合も、腕や肘の筋肉が硬くなり、リンパの流れが滞って手が重く感じられるようになりますが、リンパケアを行うと軽くなるのを実感できます。酷使していないのに腱鞘炎になったという場合、ストレスが原因であることも考えられます。

乳房と手のリンパは脇の下にある腋窩リンパ節に吸収されます。手の平のほとんどのリンパは肘のリンパ節に吸収されますが、親指、人差し指、手の甲のリンパは直接、腋窩リンパ節に流れ込みます。

①

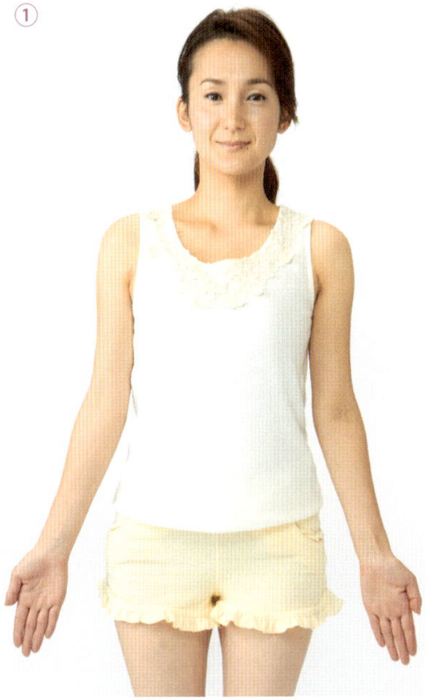

②

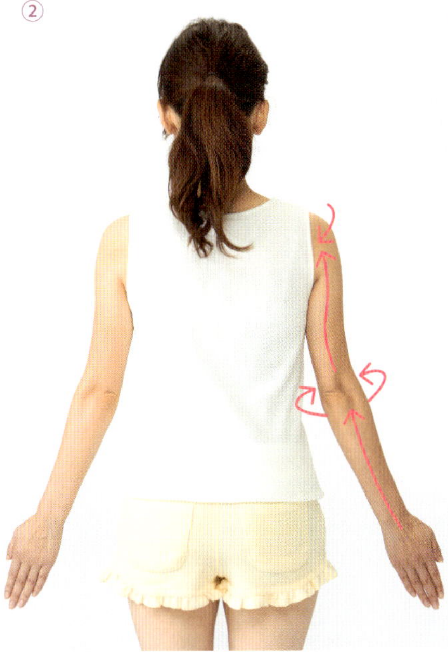

P-①、② 手と腕のリンパケア

手のひらのリンパは手首側に回ります。そして、肘の曲げる部位にほとんどのリンパが吸収されてから腋窩に集まります。しかし神経質にならずに手のひらから肘に、肘から脇にリンパ流しをします。

1 手の水かき部分のほぐし

まず両手をじゃんけんの「パー」のように開いてから手を組み、「水かき」（指の股）の部分をよくこすり合わせます。両手を交互に動かして、両手の指の股をこするようにします。（➡P-③）

続いて、片方の手の親指と人差し指でもう一方の手の指の股の奥のほうをつまんで、前方に引っ張るようにすべらせてほぐします。

手をきれいにしたいという女性はとくに年配のかたに多いのですが、このほぐしを２週間続けたら手がきれいになったという報告もあります。

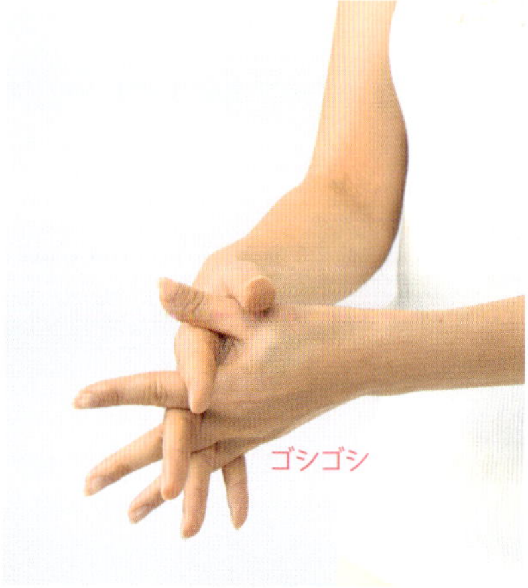

P-③　手の水かき部分のほぐし
普段あまり触らないところはリンパが滞りやすいので、滞らない工夫が必要です。

2 指ほぐしと爪もみ

片方の手でもう一方の手の指の根本をつまみ、指先に向けて引っ張るようにして何度かほぐします。１本１本ほぐします（リンパの流れとは逆ですが、これを行うことによって、血流がよくなります。指の根本から先に向かってほぐすほうがやりやすければ、それでもかまいません）。

続けて、爪の両脇を親指と人差し指で挟んでもむ、いわゆる「爪もみ」もするとさらによいでしょう。（➡P-④）

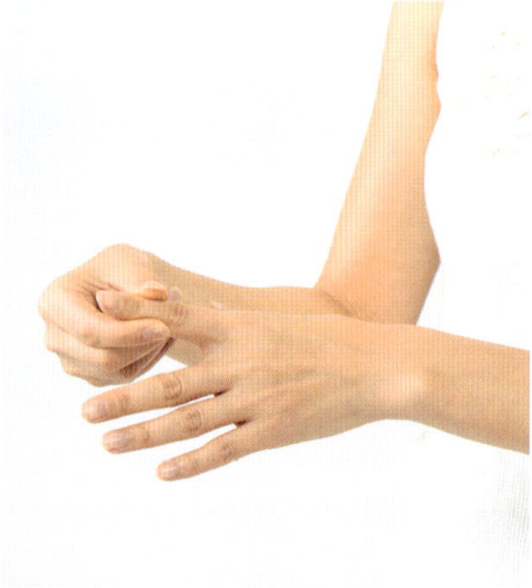

P-④　指ほぐしと爪もみ
冷え性の人は、とくに爪の近くを押してみてください。

3 手の甲ほぐし

まず縦方向。指の股から手首に向かって押圧していきます。

続けて、横方向。中指の延長線から両サイドに開くように親指の腹でほぐします。ジェルを多めにつけると、こりを見つけやすくなり、ほぐしやすくなります。

（➡P-⑤）

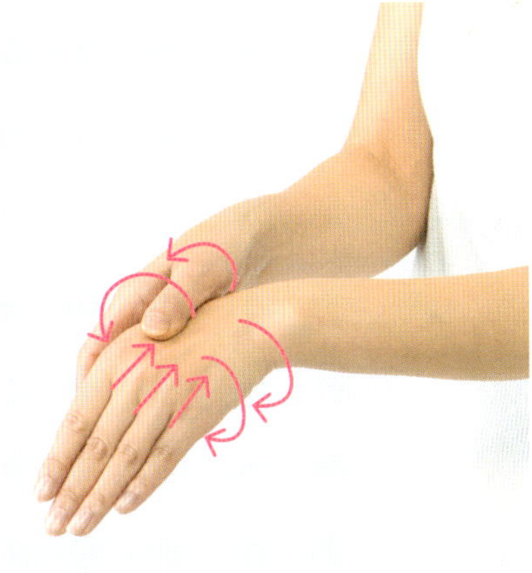

P-⑤ 手の甲ほぐし
骨と骨の間を押します。それから、中指を境に横に開いてみましょう。ジェルをつけると、こっているところがわかりやすくなります。

4 手のひらほぐし

手のひらは押圧してほぐします。「手は突き出た脳」ともいわれますが、ストレスがあると手にも現れます。

脳はほぐしたりできませんので、手を押圧してよくほぐしてからリンパ流しをすると、ストレスの軽減になります。（➡P-⑥）

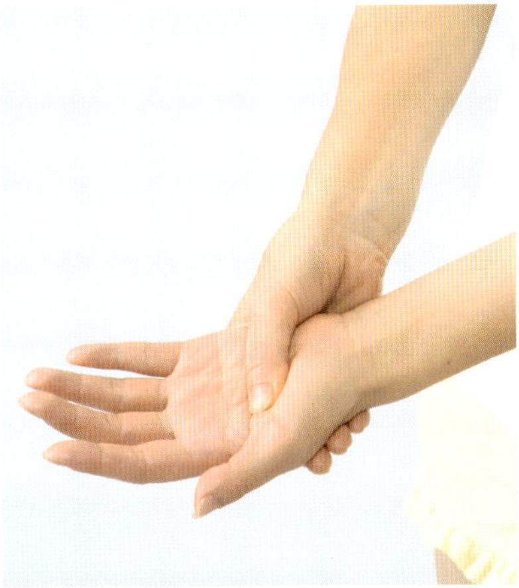

P-⑥ 手のひらほぐし
押すと気持ちのよい部位や、押すと痛い部位、または硬い部位をよくほぐしましょう。柔らかい手のひらが理想的です。

5 前腕筋内側と外側のリンパケア

前腕筋とは、手首から肘までの間にある複数の筋肉の総称です。

まず、手首を親指と人差し指でつかんで、前後に軽くしごいてよくほぐします（➡P-⑦）。

次に、手首をつかんで押圧し、少しずつ位置をずらしながら腋窩までの筋肉をほぐしていきます。（➡P-⑧）

続けて、手のひらを上に向けて、反対の手で手首をつかみ、親指の腹で前腕の内側を手首から肘の裏に向かってゆっくりと押し進めます。肘まで来たら、力を加えずに手首までゆっくりもどします。このリンパ流しを何度か繰り返し、最後は肘の内側のリンパ節に流し込むようにしてください。（➡P-⑨）

手首をつかまずに、四指をあてたほうがやりやすければ、それでもOKです。前腕筋外側も同様に行います。

ジェルをつけて骨に沿ってしぼるとコリコリしているこりがわかりやすいと思います。これは、老廃物は骨のきわについていることが多いからです。

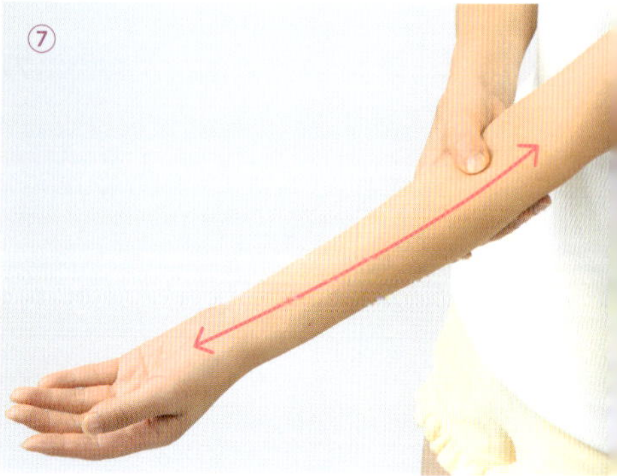

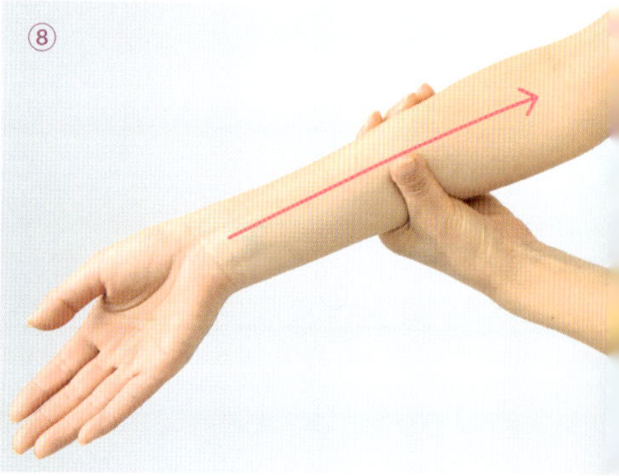

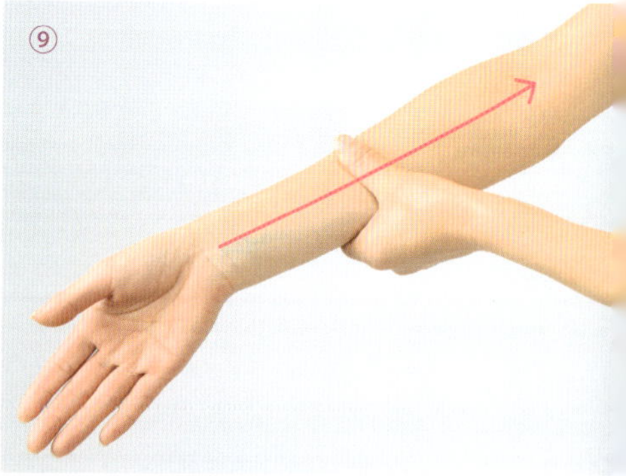

P-⑦〜⑨　前腕筋内側と外側のリンパケア

手首から脇の下までの筋肉を押して気になるところをほぐし、それから肘の内側にあるリンパ節までリンパ流しをします。

6 上腕筋内側から腋窩へのリンパケア

肘の内側から腋窩まで流し、もどしてまた流します。これを繰り返します。

7 上腕筋外側から腋窩へのリンパケア

二の腕の下から上腕の外側に手を回し、肘から腋窩まで流し、もどしてまた流します。これを繰り返します。

二の腕がたるんで悩んでいる人は、筋肉の衰え以外に、胸の肉がこのあたりに逃げ出してしまっていることが多いようです。腕のリンパケアで、二の腕からその肉を腋窩に入れてあげるとよいでしょう。(➡P-⑩)

8 三角筋前部から腋窩へのリンパケア

次に肘の内側から腋窩に向かって流します。肘の内側は外側に比べデリケートなので、より優しく行います。(➡P-⑪)

⑩
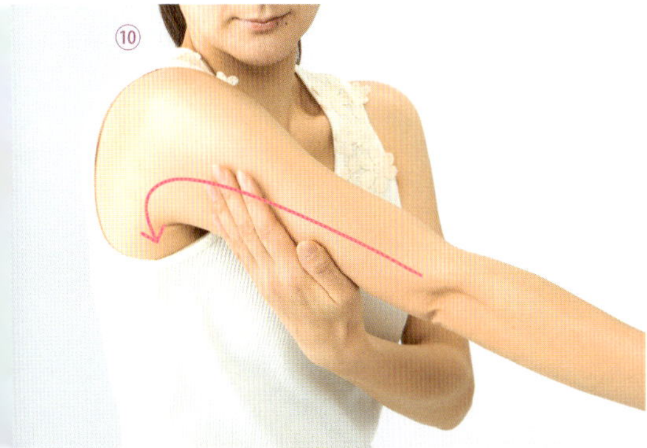

P-⑩ 上腕筋外側からの腋窩へのリンパケア
腋窩リンパ節へ外側から流します。

⑪
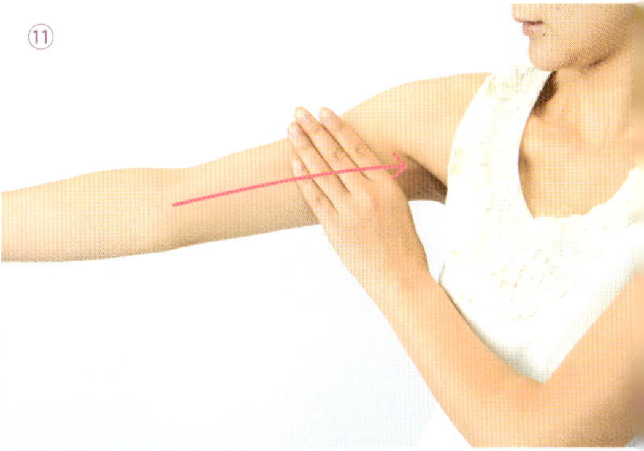

P-⑪ 三角筋前部から腋窩へのリンパケア
腋窩リンパ節へ内側から優しく流します。

9 三角筋後部から腋窩へのリンパケア

7 で外側に手を回したら、その手を肩（三角筋後部）まで進め、そこから腋窩に流します。肘までもどして繰り返します。

※8 と 9 は、リンパの分水嶺にしたがって、内側からと外側からとに別れて腋窩にリンパ流しをします。

最後に腋窩をほぐします。（➡P-⑫）

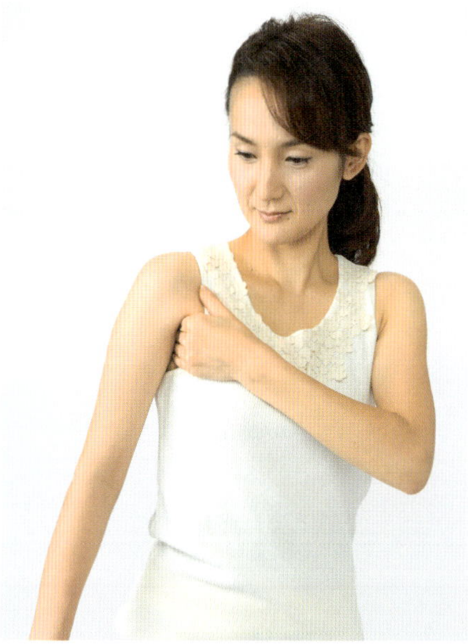

P-⑫　三角筋後部から腋窩へのリンパケア
四指を使ってよくほぐしてから流します。

8 背中のリンパケア

背中は肩こりや首のこりなどによってリンパが滞りやすくなり、疲労感やだるさ等の不快症状が出やすい部位です。（➡P-①）

背中は呼吸器に大きく関係していて、呼吸が苦しいときや風邪を引いたときなどは背中が硬くなりがちです。

また、入浴しないでシャワーですませる人、内臓の調子が悪い人も背中が硬くなっている傾向があります。

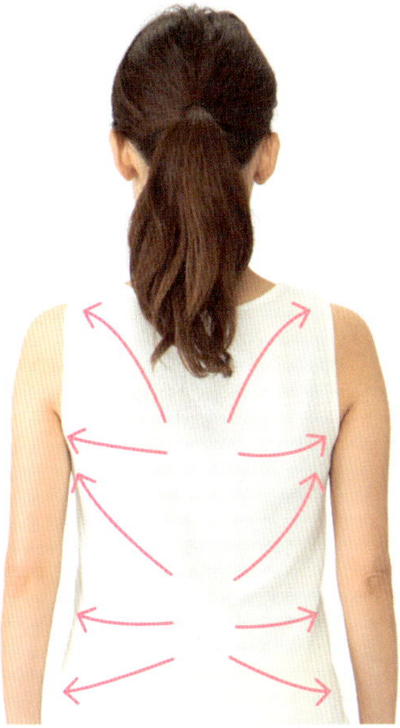

P-①　リンパが滞りやすい背中
おへそから上は首と脇の下に流し、おへそから下はウエストに流してから鼠径部まで流します。

肩甲骨の周りには何種類もの筋肉がついていますが、それらの筋肉が硬くなると肩甲骨がゆがんできます。肩甲骨の周りの筋肉は肺の調子が悪い、ストレスがたまっているなどの影響も受けるので、よくほぐしてリンパ流しをすることによってスタイルが整い、ストレスが緩和され、また、ダイエットの効果も期待できます。日常的によく動かす習慣をつけましょう。

きついブラジャーによる締めつけで、背中の肉が段になっている人をよく見かけませんか？　リンパケアで、すっきりした背中をめざしましょう。

自分では手が届きにくい部位ですから、ペアで行うか、無理せずできる範囲で行いましょう。

1 背中全体の軽擦

主に上下に向けて軽擦します。（➡P-②）

2 肩甲骨ほぐし

背中に手を回し、肩甲骨の周りを押してほぐします。手が届かない人は無理しないようにしてください（➡P-③）。肩甲骨の内側の筋肉は、喘息の人や、スポーツで疲労すると硬くなります。肩が前後上下に動くのは肩甲骨が動くからで、肩甲骨は腕のききの中心です。疲れがたまりやすいので、肩と腋窩に向かってリンパを流すと筋肉の疲れやストレスが取れ、呼吸が楽になります。

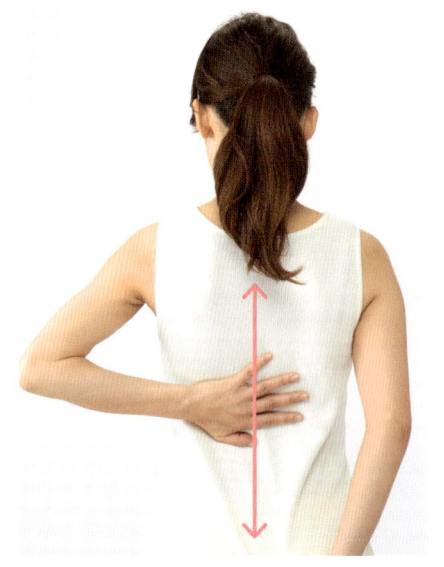

P-② 背中全体の軽擦
軽擦とは軽くさするということ。背中全体を大きくさすりましょう。

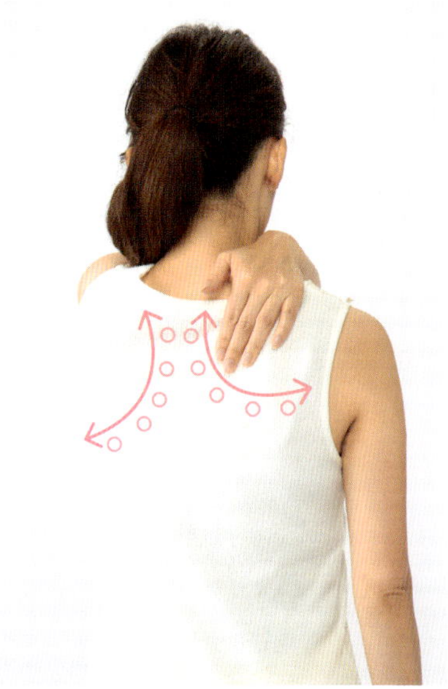

P-③ 肩甲骨ほぐし
上からほぐしていますが、手が届く人は下からもほぐしましょう。

3 背骨の全体開き

両手を後ろに回して四指を背骨にあて、押してから開くようにして腰までほぐします。手が届く範囲で、上から下まで全体に行います。

4 背骨のきわを内側に向かって親指で押圧

背骨の上部（胸椎）のきわに親指をあて、内側に向けて押圧します。位置を下にずらしながら、背骨の下部（腰椎）まで押圧します。（➡P-④）

最後に、背骨の上から下まで手のひらで再度軽擦します。

背骨の周りには老廃物がたまりやすいので、2～4でよくほぐすと気持ちよく感じるはずです。

また、腰痛やぎっくり腰の人の多くは、おへその高さから下の腰の筋肉が硬くなっています。からだを後ろに反らすことができない人も同じです。これらは、リンパケアによって筋肉が柔らかくなると改善されることがあります。

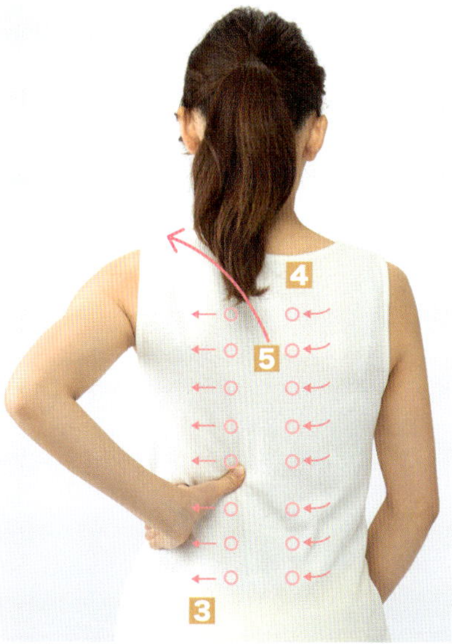

P-④ **親指で押圧**
背骨の上部のきわに親指をあて、内側に向けて押圧します。

5 首に向かったリンパケア

手の四指を前から肩の後ろの肩甲骨上部に回し、そこから首に向かって流します。次に反対側を行います。（➡P-④）

6 腋窩に向かったリンパケア

手を脇の下から後ろに回し、肩甲骨から腋窩に流し込むように持ってきます。次に反対側も行います。(➡P-⑤)

背中のブラジャーの上下から肉がはみ出てしまっている女性は、胸の肉が背中に逃げていることがあります。背中をさすって、胸に流してあげるとよいでしょう。背中の肉がだぶついてデコボコしている人は、これだけですぐに平らになることもあります。

7 ウエストに向かったリンパケア（鼠径部へ）

両手を後ろに回し、腰からおへそに向かって持ってきて、鼠径部にリンパを流します。おなかのリンパケアと同様に、ウエストのむくみをとってくびれをつくります。(➡P-⑥、⑦)

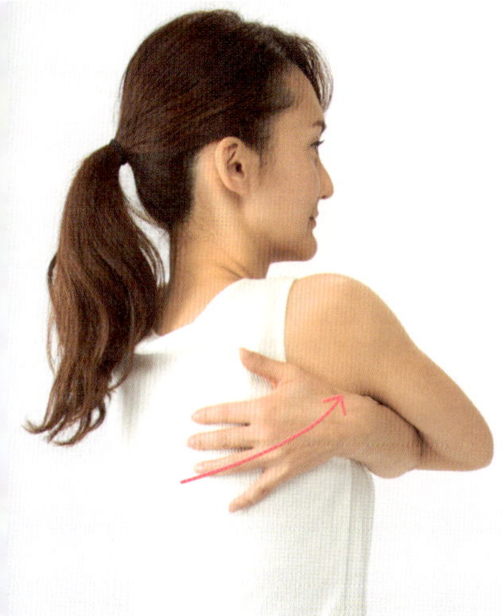

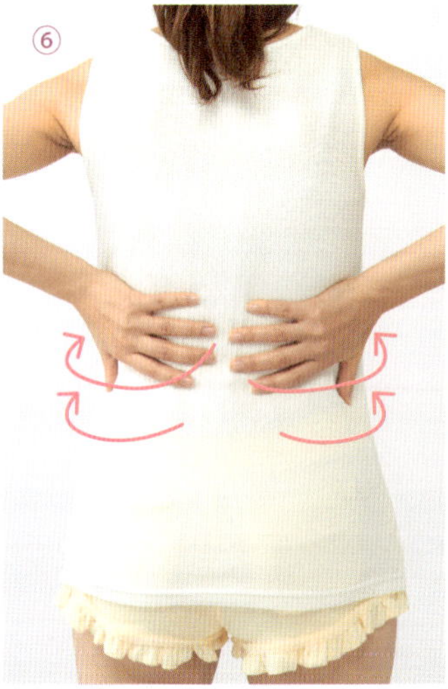

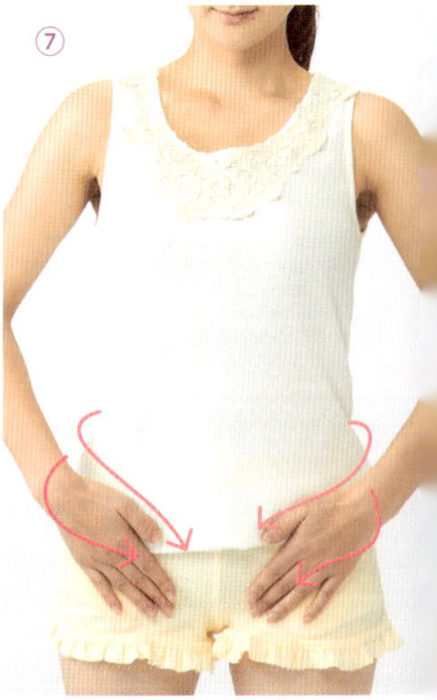

P-⑤　腋窩に向かったリンパケア
気持ちがいいと感じる圧で。

P-⑥、⑦　ウエストに向かったリンパケア
腰が不調の人は時間をかけて行うと、筋肉がほぐれて楽になります。

9 お尻のリンパケア
（➡P-①）

1 うつぶせお尻叩き

うつ伏せに寝て、両足の膝を曲げてかかとでお尻をパンパン叩きます。（➡P-②）

かかとがお尻に届かない人は、手で空手チョップのようにしてお尻の筋肉を叩いてください。（➡P-③）

とくに、座り仕事をしていたりうっ血していたりしている人は、お尻の筋肉が硬くなっていますので、

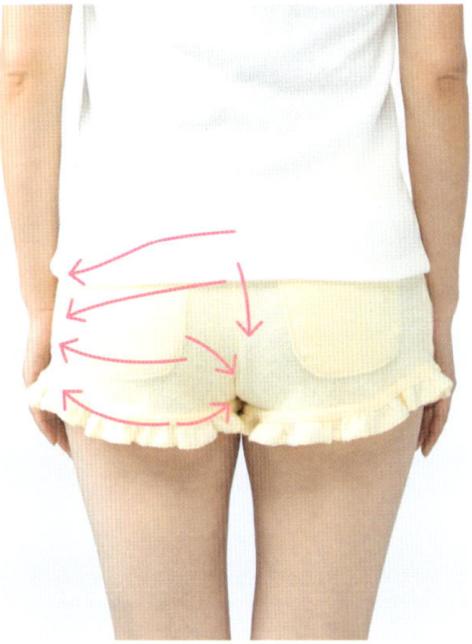

P-① お尻のリンパケア
矢印はお尻のリンパを流す方向。分水嶺にしたがい、内側と外側とで流す方向が2方向になります。

②

③
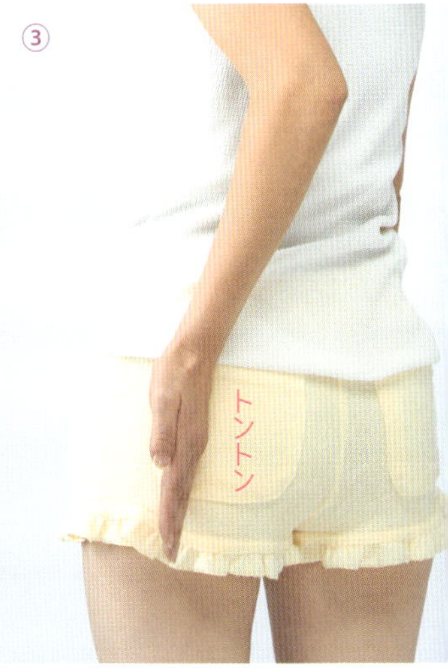

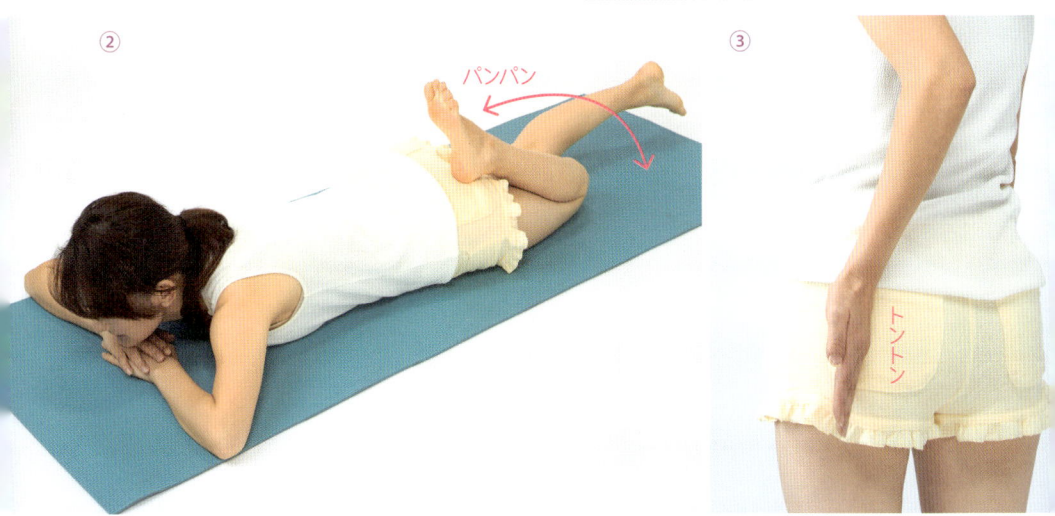

P-②、③ うつぶせお尻叩き
うつ伏せになって両足で交互にお尻を叩きます（②）。足がお尻につかない場合は無理をしないで、空手チョップのように手で叩いてください（③）。

叩いてあげると気持ちよくなるでしょう。お尻の筋肉が硬いと難産になりやすいので、筋肉をよくほぐしましょう。

2 仙骨ほぐし

仙骨のきわはリンパが滞りやすいので、三指またはこぶしでグリグリとほぐします。毎日行った結果、生理痛が緩和されたとの報告があります。(➡P-④)

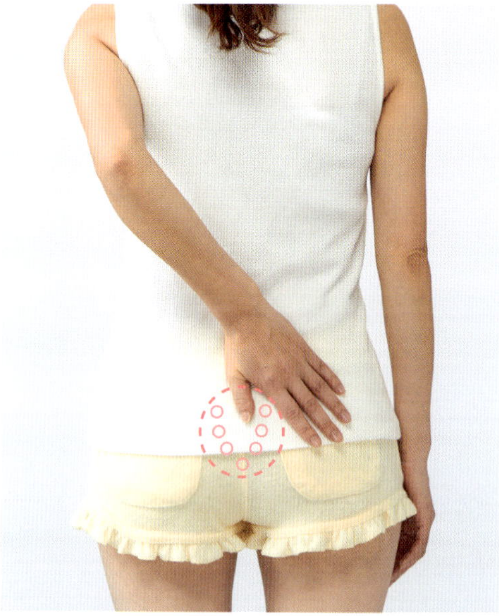

P-④ **仙骨ほぐし**
お尻の真ん中あたり、尾骨の上の逆三角形になっている部分が仙骨です。

3 渦巻リンパケア

お尻の真ん中に右手の手のひらをあてて、ぐるぐると円を描いて回し(➡P-⑤)、止めたら右前に持っていって鼠径部にリンパを流します。

何度か流したら手を替えて、左手でぐるぐる回して、今度は左前に持っていって鼠径部に流します。(➡P-⑥)

⑤

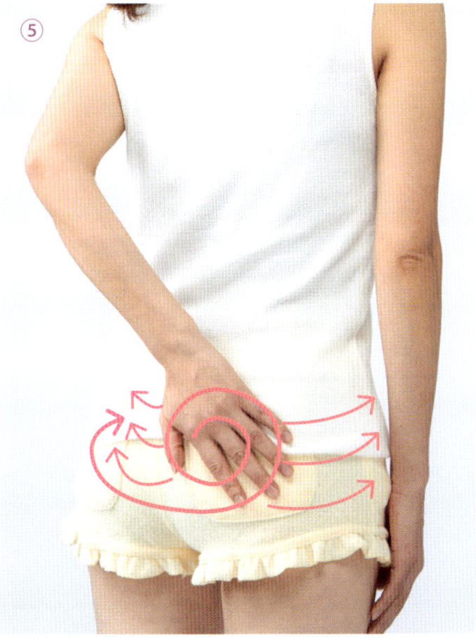

⑥

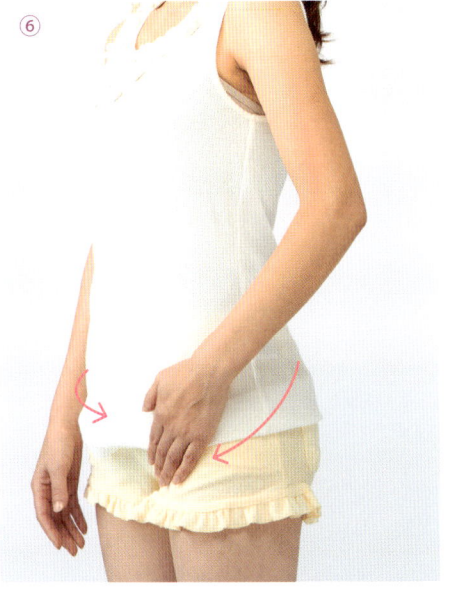

P-⑤、⑥　**渦巻リンパケア**
ぐるぐる回すようにリンパケアをしたら、鼠径部へ。このとき、お尻の面全体から鼠径部に流します。

10 足のリンパケア

関節の腫れはリンパケアによって改善されることが多いので、関節の痛みが取れる場合があります。硬くなった筋肉が柔らかくなるので、足が軽くなって疲れにくくなり、運動能力も回復します。

当協会には、正座できなかった人ができるようになった、杖を手放せなかった人が杖なしで歩けるようになった、などの報告があります。

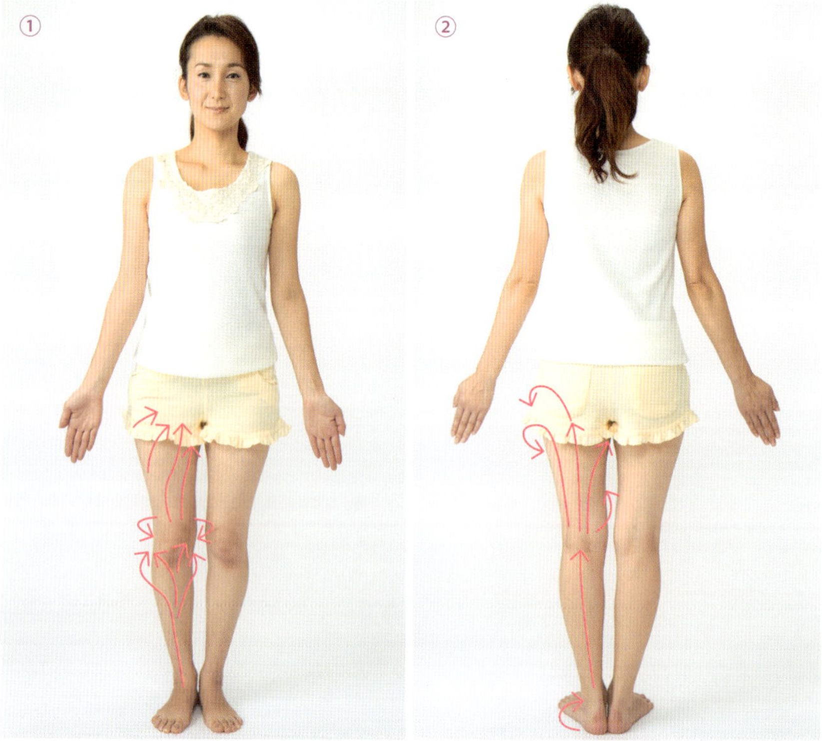

P-①、② 足のリンパケア
足のリンパケアの際にリンパを流す場所を確認しておきましょう。リンパケアによって足が軽くなるだけでなく、見た目もすっきりしてきます。

1 足指の股ほぐし

足の指の股にあたる部位に指を入れて挟み、1本1本ほぐしていきます。
（➡P-③）

指のつけ根は、手の親指と人差し指でつまむようにしてよくしごきます。続けて、手の人差し指を足の指の股に深く差し入れて、表側から裏側に向けてこするようにしてほぐします。股の柔らかい部分もつまみます。
（➡P-④）

2 足の裏ほぐし

足の裏をほぐします。親指やこぶしで、気持ちがいいと感じるくらいの圧をかけ、とくに気持ちがいいと感じる部分や、他の部位と感覚が違う部位を押していきます。（➡P-⑤）

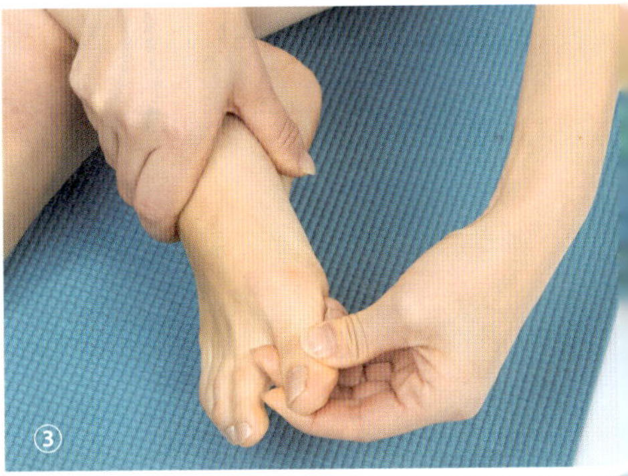

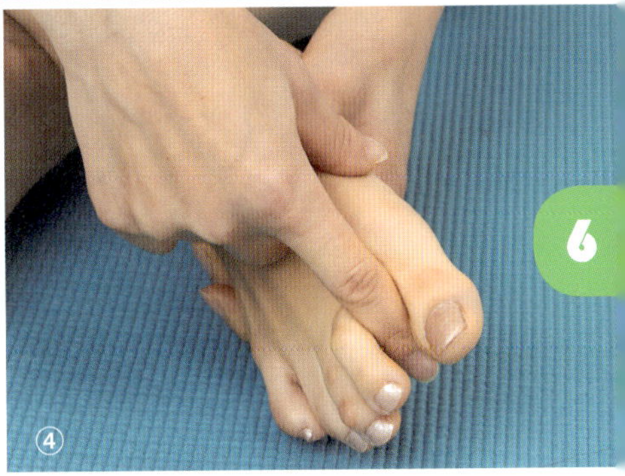

P-③、④　足指の股ほぐし
足の指の間はリンパケアの重要なポイントのひとつです。

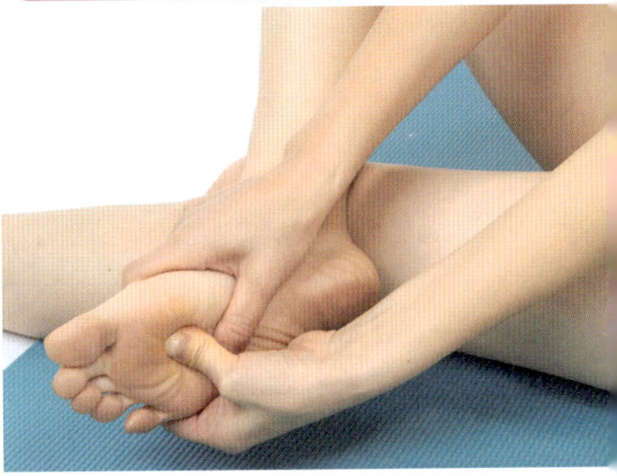

P-⑤　足の裏ほぐし
多くの人の土踏まずは硬いので、よくほぐすことを推奨します。

3 足の裏から甲に向けてのリンパケア

足の裏をほぐしたら、かかとと足指、つまり足の裏の末端から土踏まずに集めるようにしてリンパ流しを行います。さらに、土踏まずから足の甲に流します。足の裏を縦半分に分けて、真ん中から左右に分かれて足の甲に流すイメージです。(➡P-⑥)

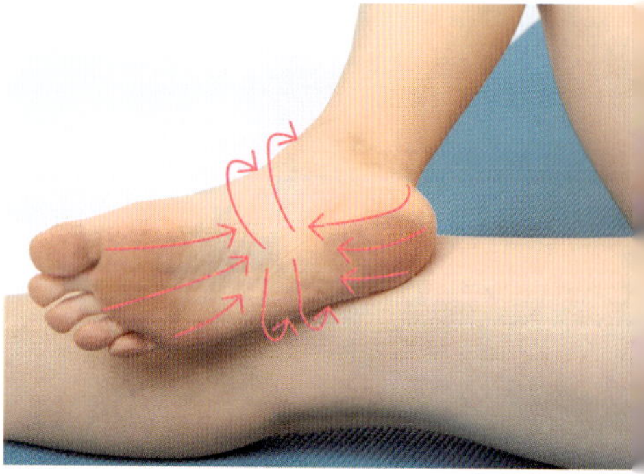

P-⑥　**足の裏から甲**
中央に集めて、左右の外側に排出します。

4 足の甲ほぐし

足の甲の指の股の延長線上を押圧しながら足首に向かって人差し指または親指で骨をたどるようにすべらせます。(➡P-⑦)

それが終わったら、足の甲を縦半分に分け、親指の腹で真ん中から左右に開くようにしてほぐします。(➡P-⑧)

さらに、三指か四指で足の先から足首に向けてさするようにリンパ流しをします。

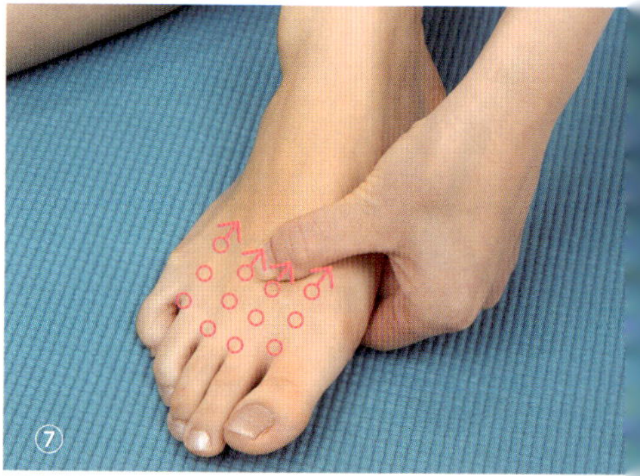

⑦

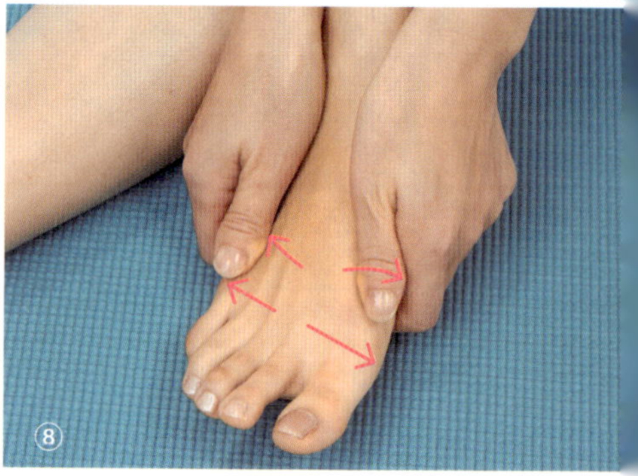

⑧

P-⑦、⑧　**足の甲ほぐし**
押圧したらジェルをつけて流し、さらに左右にほぐしながら開きます。

5 くるぶしほぐし

くるぶしの周囲をつかむようにして指を入れ、ゆすってほぐします。上に持ち上げるつもりでほぐします。（➡P-⑨）

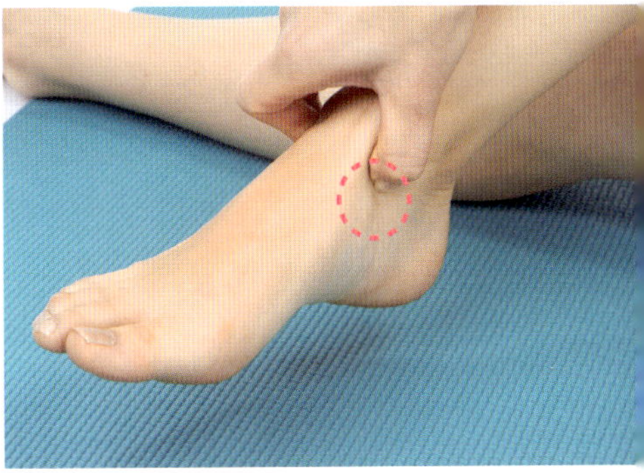

P-⑨　くるぶしほぐし
内側のくぼんだ部分に指を入れて持ち上げ、上下にゆすってみましょう。

6 足首・すねほぐし

疲れたり、大腿部に硬さがあると、足首のリンパが停滞しやすくなり、冷えにもつながります。足首の柔軟性を取りもどすには、足首をよく回すことと、この部位のリンパケアを行うことが効果的です。

まず、足首の前方の骨のきわがこっていることが多いので、ここを親指と人差し指でよくほぐします。（➡P-⑩）

続いて、すねの骨のきわや骨の上を押圧しながら膝に向かってほぐし進めます。（➡P-⑪）

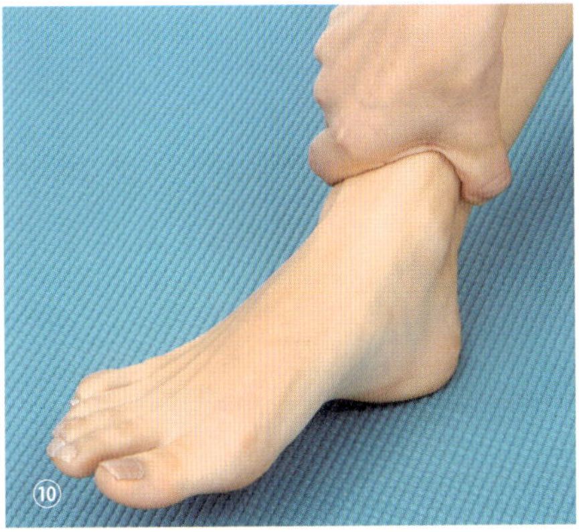

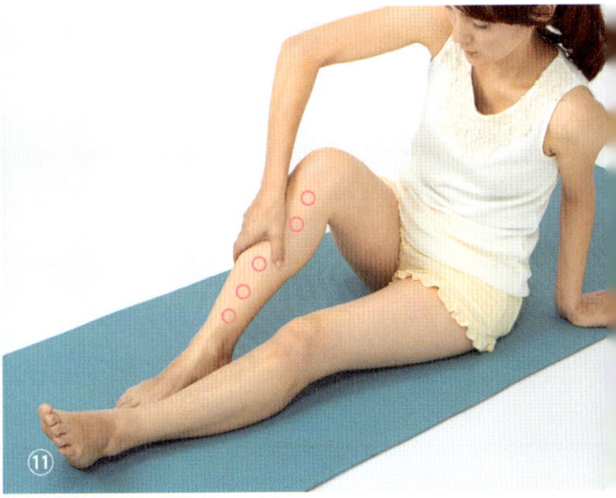

P-⑩、⑪　足首・すねほぐし①
ジェルをつけて足首の骨のきわをほぐし（⑩）、膝の上までほぐします（⑪）。

足首をほぐし終わったら、足首から膝に向けて流し、膝まで来たら膝の裏のリンパ節（膝窩リンパ節）に流します。足首までもどして繰り返します。（➡P-⑫）

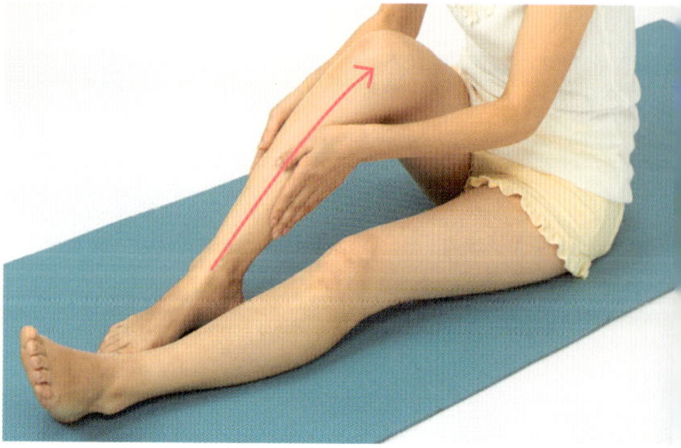

P-⑫　**足首・すねほぐし②**
冷えている、または指が止まる部位はリンパの流れが悪いので、よくほぐしてから膝窩までリンパを流します。

7 ふくらはぎから膝窩リンパ節に向かったリンパケア

ふくらはぎも、下から上に向かって少し圧をかけながら進め、膝の裏に流します。（➡P-⑬）

最後に膝の裏のリンパ節を押圧します。（➡P-⑭）

⑬

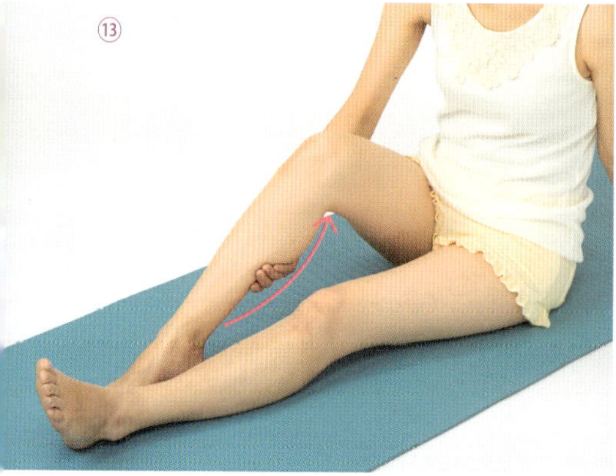

⑭

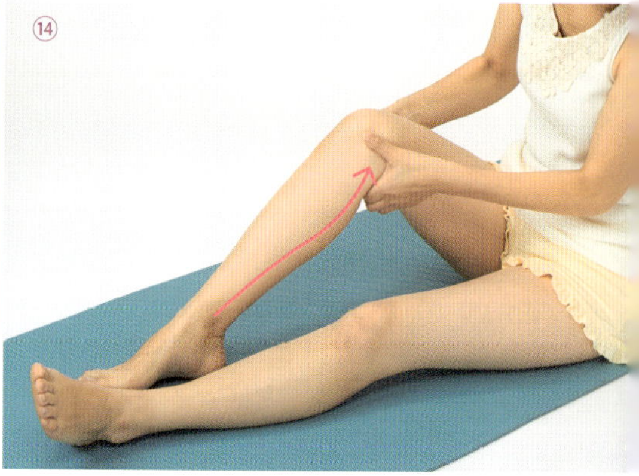

P-⑬、⑭　**ふくらはぎから膝窩リンパ節に向かったリンパケア**
膝の裏にあるリンパ節まで歯磨きのチューブをしぼるようなイメージで流し、アキレス腱までそっともどします。これを繰り返します。

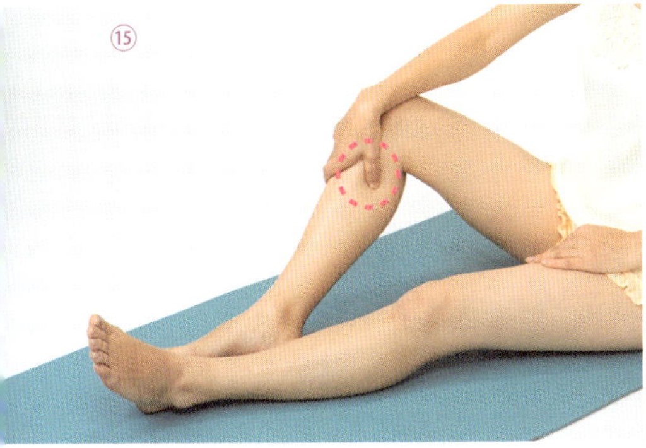

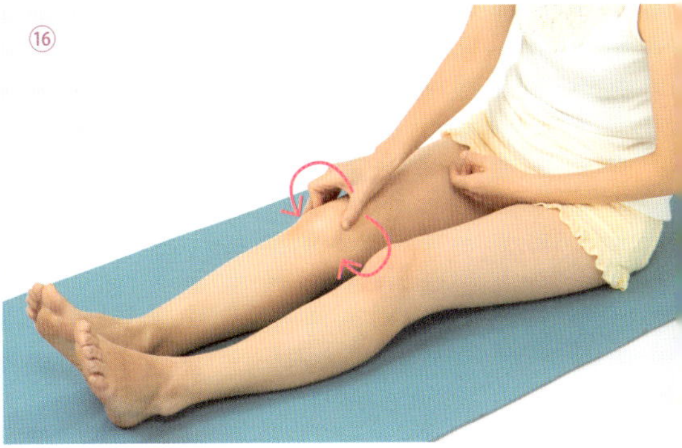

P-⑮、⑯　膝周辺ほぐし
リンパは関節とその周辺も流れが停滞しやすいので、各関節とその周辺はよくほぐしましょう。

8 膝周辺ほぐし

膝の内側には３本の腱が集まっている鵞足《がそく》と呼ばれる部分があります。鵞足は、押すと痛いはずなのですぐにわかります。痛いということは、こっているということですから、押圧してグリグリとほぐしてください（➡P-⑮）。続いて、膝のお皿の周りをつかんでゆするようにしてほぐします。ほぐしたら膝の裏に流します。（➡P-⑯）

9 太ももから鼠径部に向かったリンパケア

太ももの外側を、手のひら全体を使って上に向かってしぼるようなリンパ流しをします。上まで行ったらもどして、繰り返します。神経痛や足が疲れたとき、冷えたときにこの部位が硬くなります。（➡P-⑰）

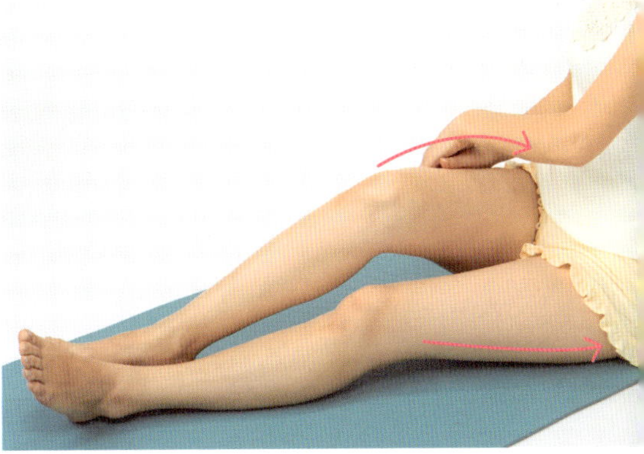

P-⑰　太ももから鼠径部
やや深めに圧をかけても大丈夫です。

10 鼠径部周辺のリンパケア

内側は鼠径部に向かって優しくリンパ流しをします。（➡P-⑱）
鼠径部まで行ったらもどして、繰り返します。

足を開くと鼠径部の最下部につっぱる部分があります。左右とも、そこを研ぐように四指でリンパ流しを行います。（➡P-⑲）

⑱

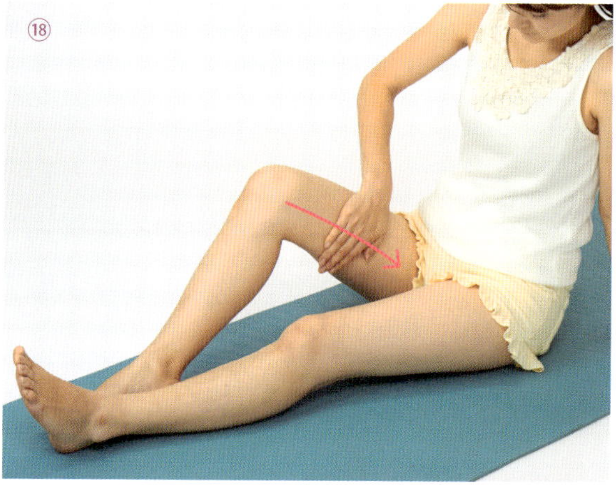

⑲

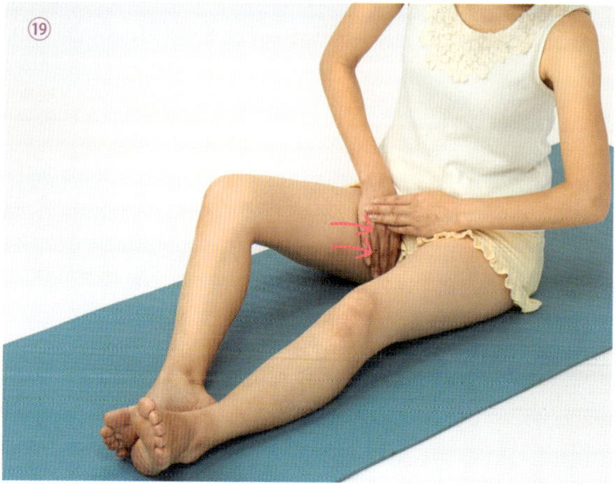

P-⑱、⑲

鼠径部周辺のリンパケア①

上に向かって優しくリンパ流しをして、そっと戻す。これを繰り返します（⑱）。
股関節に向かって磨ぐようにさすります。このひと手間によって足の上がりがよくなります（⑲）。

続けて、鼠径部をラインに沿って親指等で押圧していきます。
（➡P-⑳）

最後に、鼠径部のラインに沿って上から下にリンパ流しをします。
（➡P-㉑）

⑳
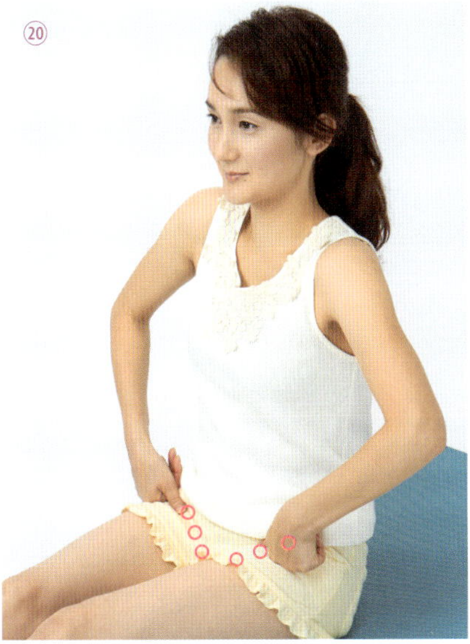

㉑
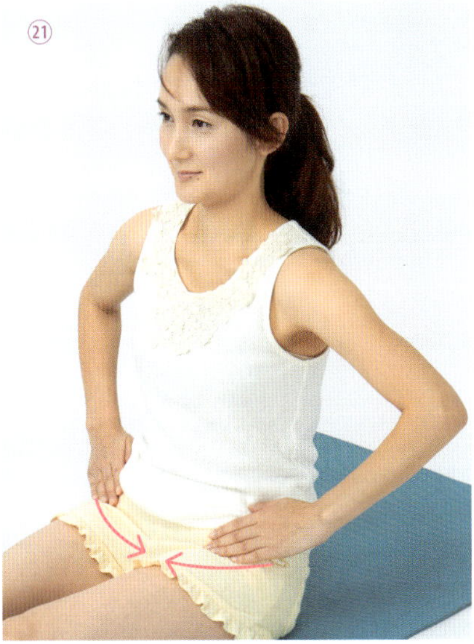

P-⑳、㉑　鼠径部周辺のリンパケア②
場所はビキニライン、いわゆる下着の線のところを押圧してリンパ節を刺激します（⑳）。
同じ場所を今度は内側に向かってさすります（㉑）。

6章のポイント

❶骨のきわや筋肉をほぐすとリンパケアの効果が上がるので、主要な骨や筋肉の名前を覚えよう。ジェルをつけて押していったときにコリコリするところが「こり」。

❷セルフリンパケアの基本は、「気持ちのよい圧で、からだと相談しながら、無理をしないでリラックスして行う」こと。

❸リンパケアを始める前に、手首のストレッチをしておくとよい。

❹「目が小さくなってきた」と感じたら、頭をほぐしてみよう。

❺ヘアエクステンションや帽子の常用は、頭頂部のリンパの流れを悪くするので、常用している人には頭頂部のリンパケアがおすすめ。

❻「3つの体液を流せば健康になる」といわれるが、その3つの体液とは血液・リンパ液・脳脊髄液である。後頭骨のリンパケアは、3つの体液の流れをよくする。

❼顔のリンパケアでは、基本的にはそっとリンパ流しを行う。

❽こめかみは、優しくほぐすと副交感神経優位になり、強くほぐすと交感神経優位になる。したがって、リラックスしたいときは優しく、気合いを入れたいときは強く。

❾アレルギー性鼻炎や花粉症などの鼻のトラブルを抱えている人は、鼻から耳にかけてのリンパケアによって症状が軽減されることがある。

❿肩甲骨周辺のリンパケアは、ストレスを緩和させ、スタイルを整えるほか、ダイエット効果も期待できる。

第7章

リンパの流れをよくするエクササイズと生活習慣

Official Approval Textbook for Lymphatic Care

リンパは筋肉の運動によって流れがよくなります。日常的に適度に運動することも、リンパケアにおいては重要です。ラジオ体操やストレッチなど、ハードすぎない運動がおすすめです。毎日少しずつ、負担にならない程度に行いましょう。

1 リンパ体操

1 3つの首回し体操…各20回

首・手首・足首という「首」のつく箇所は冷えやすくなっています。よく回して、リンパの流れをよくしましょう。

首・手首・足首を回します。(➡P-①〜⑤)
反対方向にも回します。

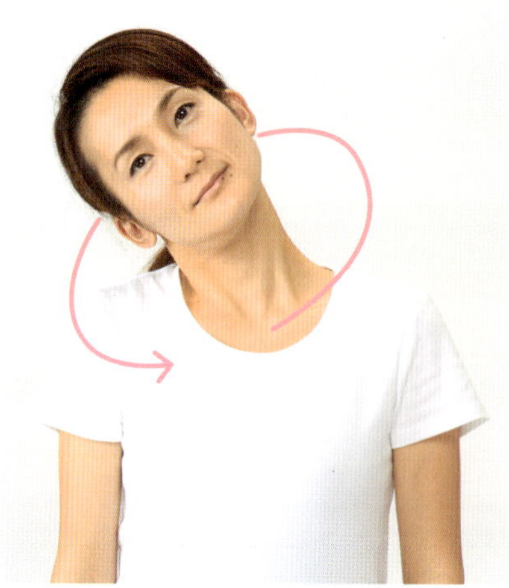

P-① 首回し体操
無理せずゆっくり回します。20回ずつ逆回転も。疲労が取れやすくなり、目の調子にも影響します。

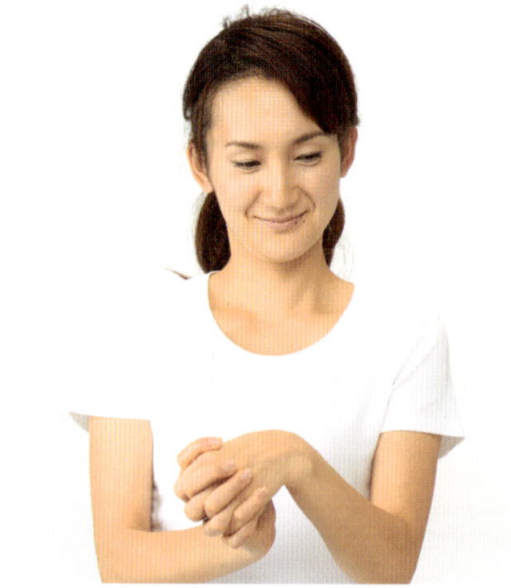

P-② 手首回し体操
両手を組んだら、手首を意識してゆっくり回します。20回ずつ逆回転も。手を組まずに手首をぐるぐる回してもOK。

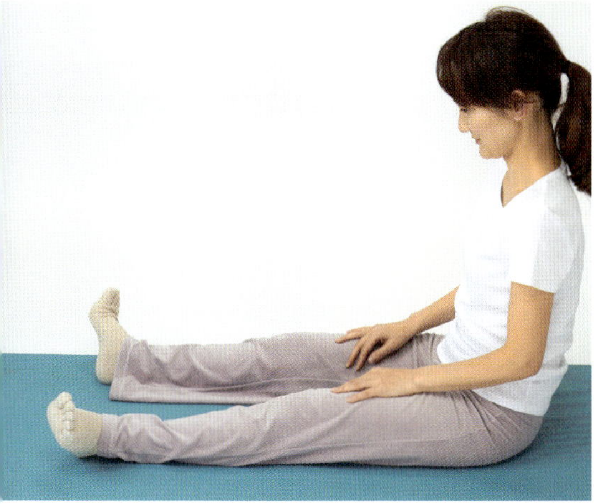

P-③　足首回し体操①

内回り、外回りともに、左右対称にゆっくり回します。

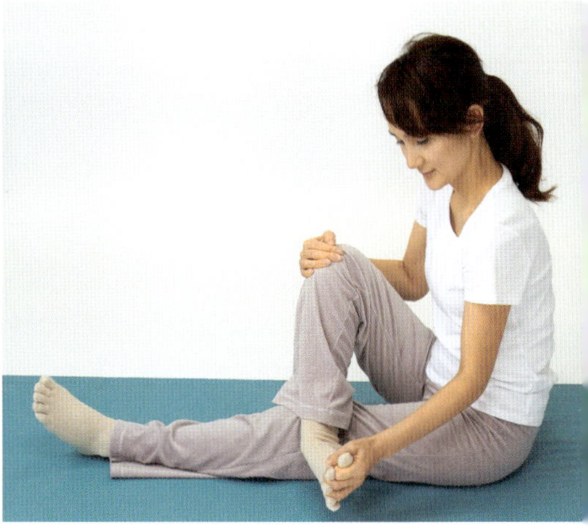

P-④　足首回し体操②

右足と左手、左足と右手を組んで足首を回す方法もあります。

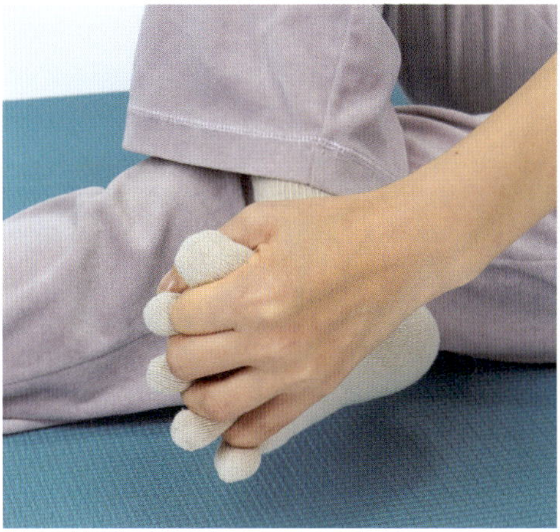

P-⑤　足首回し体操③

手と足を組む際は、手のひらと足の裏を合わせ、指の股どうしが重なるようにします。

※足首回し体操は、足首が腫れているときや痛むときは行わないで、リンパ流しのみをしましょう。

2 吸って吐いて体操…各 20 回

ベッドや布団の中でもできます。冬場の足が冷たいときや、眠れないときにはとくにおすすめします。足がつりやすい人にもおすすめします。あくまでもゆっくり行ってください。ふくらはぎに適度な圧が加わることで血流がよくなり、リンパの流れも促進されます。

この体操は座ってもできます。バスや電車の中、オフィスでも使えますので、足のむくみが気になったときなどに行うと効果的。エコノミークラス症候群の予防にもなります。

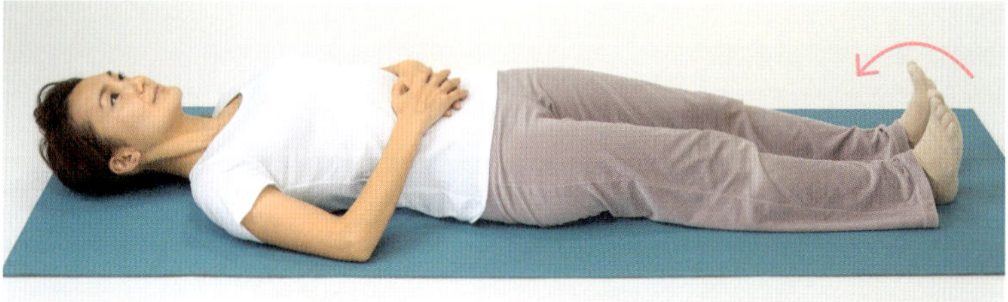

P-⑥ 吸って吐いて体操①
横になった状態で息を吸いながらつま先を身体の方向に引きつけます。鼻からゆっくり息を吸います。おなかが膨らむように腹式呼吸で。

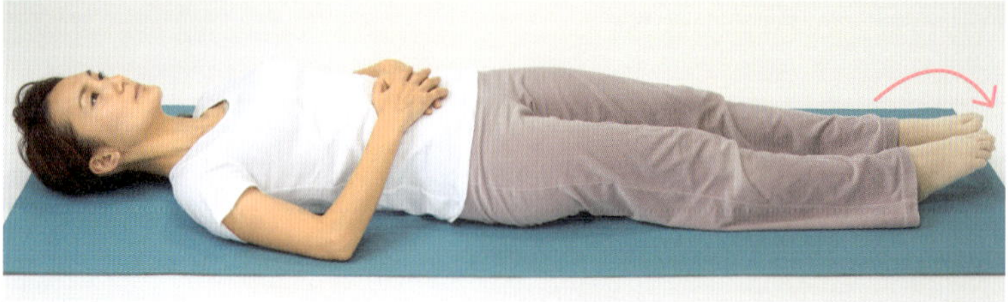

P-⑦ 吸って吐いて体操②
今度はつま先を伸ばしていきます。体操①の 2 倍の時間をかけて行います。鼻からゆっくり息を吐きます。おなかがへこむように腹式呼吸で。

3 手足バタバタ体操…1 分

手足のむくみの緩和に役立ちます。（➡P-⑧、⑨）

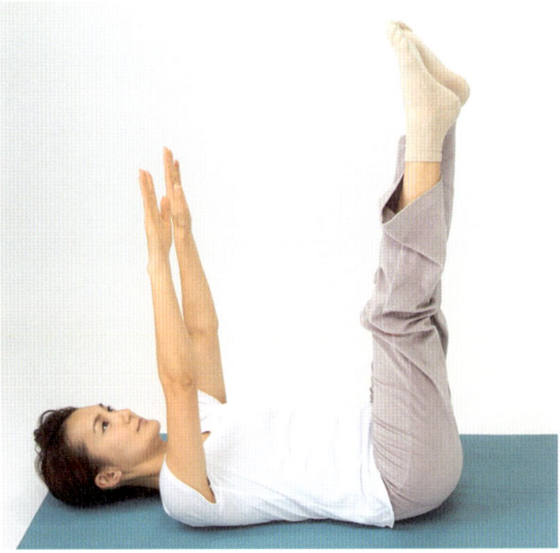

P-⑧　手足バタバタ体操①
仰向けに寝て手足を天井に向けてまっすぐに伸ばします。できるだけ手足が床と 90 度になるように伸ばします。

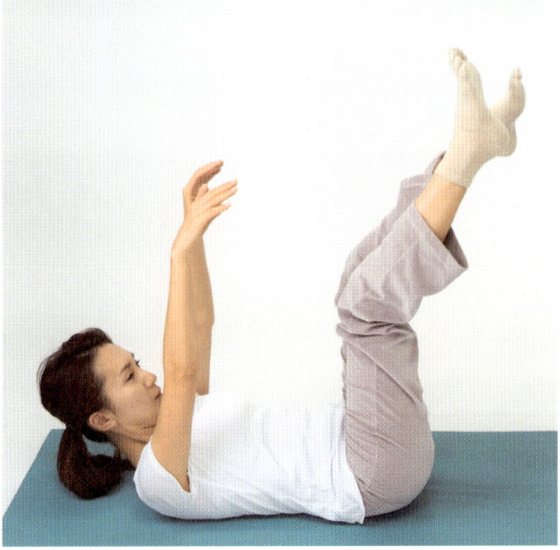

P-⑨　手足バタバタ体操②
そのまま手足をバタバタさせましょう。できる人は写真のように首を上げましょう。

4 仰向けお尻叩き体操…1 分

座る機会が多いと、お尻も意外にこりやすく、リンパの流れを滞らせます。この体操はお尻の血流促進にもおすすめです。（➡P-⑩）

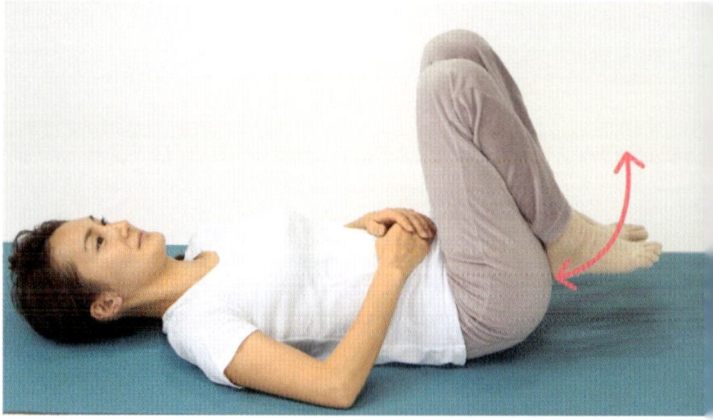

P-⑩　仰向けお尻叩き体操
仰向けに寝て、はずみをつけてかかとでお尻を叩きます。左右の足は交互でも同時でも OK です。

5 うつ伏せお尻叩き体操…1 分

からだが硬くてお尻にかかとがつかない人もよく見られます。その場合は無理せずできる範囲で行うか、楽な体勢で空手チョップの形にした手でお尻を叩きます。お風呂上がりなどに行うと、だんだんお尻にかかとが届くようになります。（➡P-⑪）

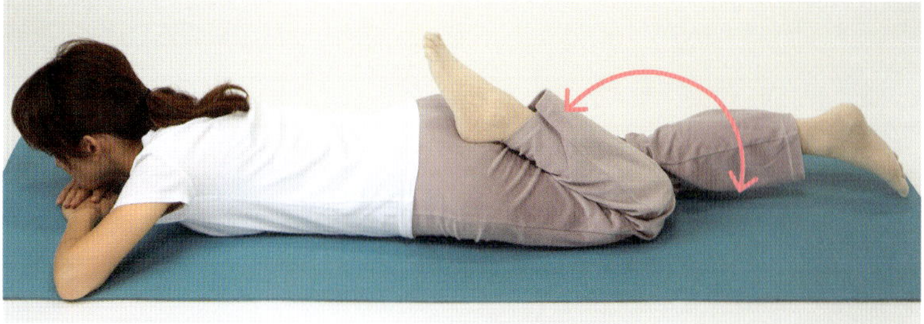

P-⑪　うつ伏せお尻叩き体操
うつ伏せに寝て、はずみをつけて、かかとでお尻を叩く。左右の足は交互でも同時でもOK。
この体勢がつらい人、かかとが届かない人は無理せずにP-⑩の方法で。

6 腰回し体操…各１分

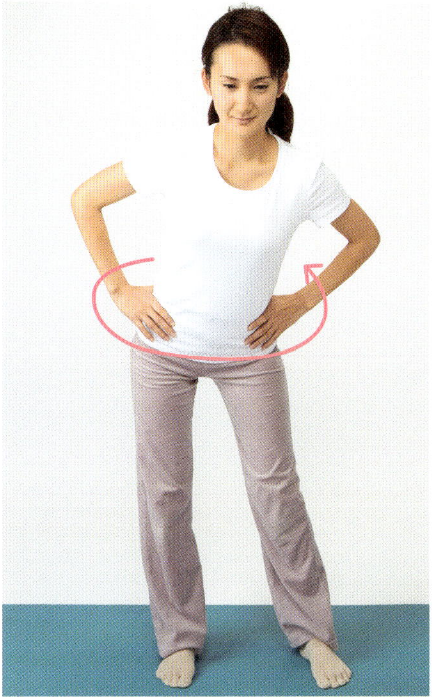

P-⑫　腰回し体操
腰に手を置き、フラフープをしていることをイメージして、腰を回します。リラックスしましょう。腰を回している間、息を止めずにできれば腹式呼吸を。
反対の方向にも回します。

7「ください」「いただきます」体操…各 20 回

４大リンパ節（頸部・腋窩・鼠径部・膝窩リンパ節）をすべて動かすことのできる効率のよい体操です。

しっかり動かすと回数が少なくても全身がすぐに温まって、血流がよくなり、リンパの流れが促進されます。

▶「ください」体操

（1）両手の手の甲が上。肩より上の高さのところに準備します。
（➡P-⑬）

（2）「ください」といいながら、手が耳の後ろを通るような軌道で、大きな風船を抱え込むようにして、膝を屈伸させます。このとき、からだ全体をできるだけ大きく動かします。両手は脇の下まで持ってきます。（➡P-⑭〜⑱）

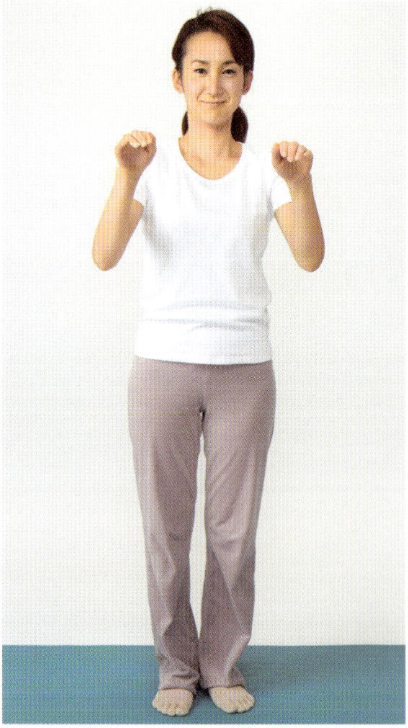

P-⑬　**ください体操(1)**
力を抜いて、手は肩より高いところから。

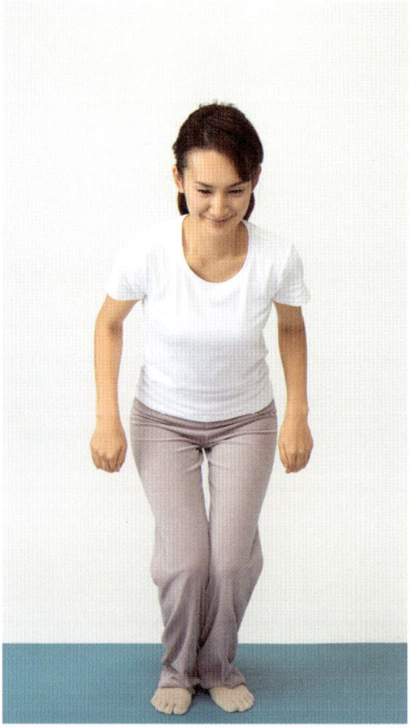

P-⑭　**ください体操(2)-①**
正面から見たところ。

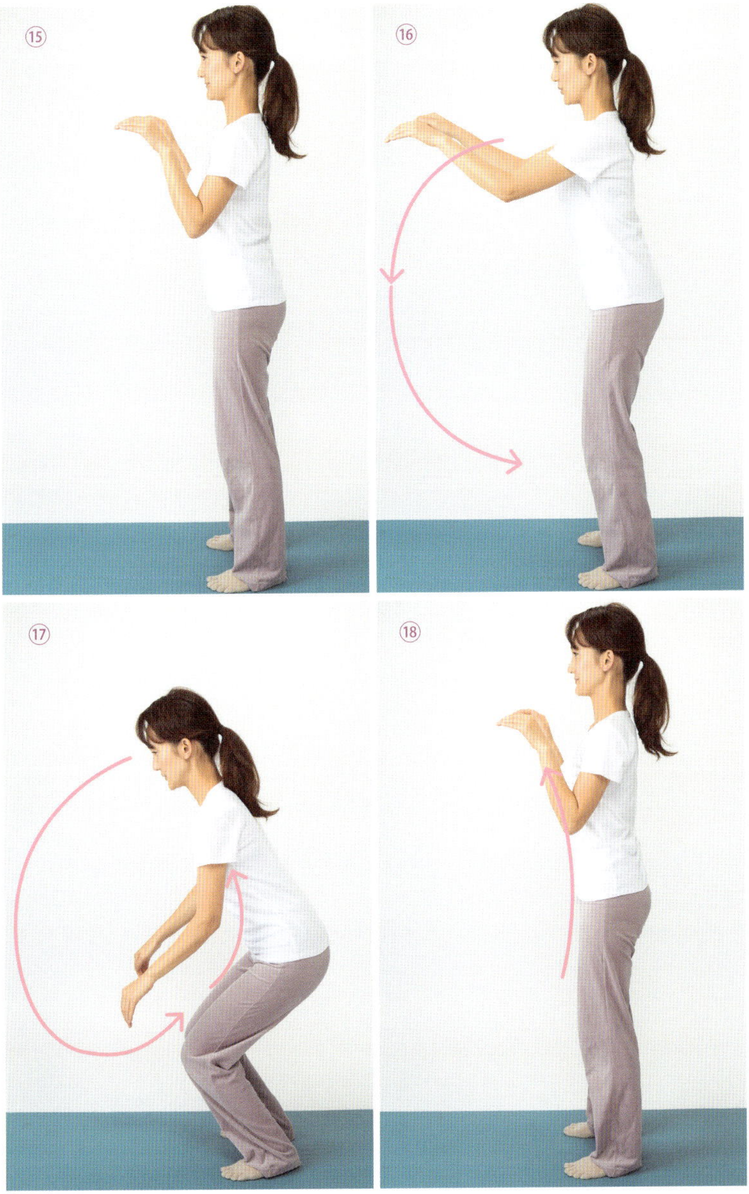

P-⑮〜⑱　ください体操（2）-②
横から見たところ。膝を曲げながら、円を描くように腕を回します。

▶「いただきます」体操

(1) 両手は軽く握り、手のひらは上。両肘を軽く曲げて、さらに軽く後ろに引きます。このとき、両側の肩甲骨を引き寄せ合います。(➡P-⑲)

(2)「いただきます」といいながら腕がお尻の横を通って、下から大きな物をすくい上げるようにします。このとき、できるだけ膝を曲げますが、決して無理はしないでください。(➡P-⑳〜㉒)

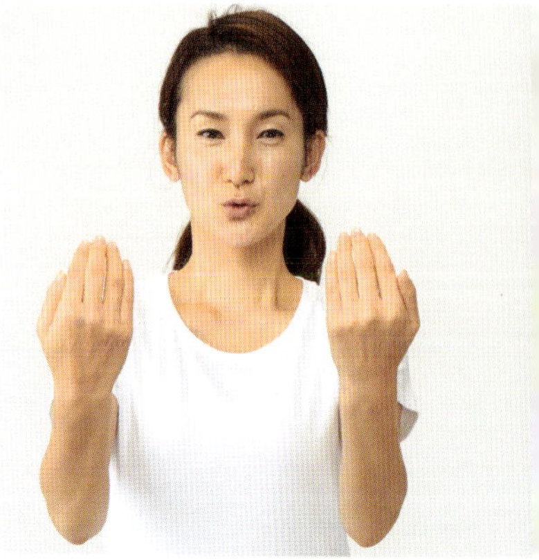

P-⑲ **いただきます体操 (1)**
手のひらを上に向け、お碗の形にして準備します。

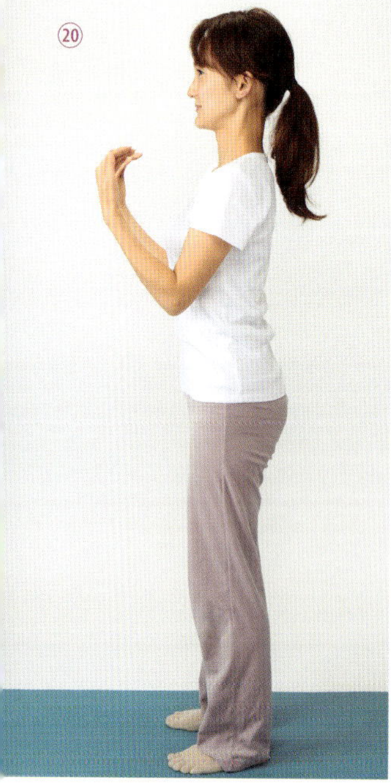

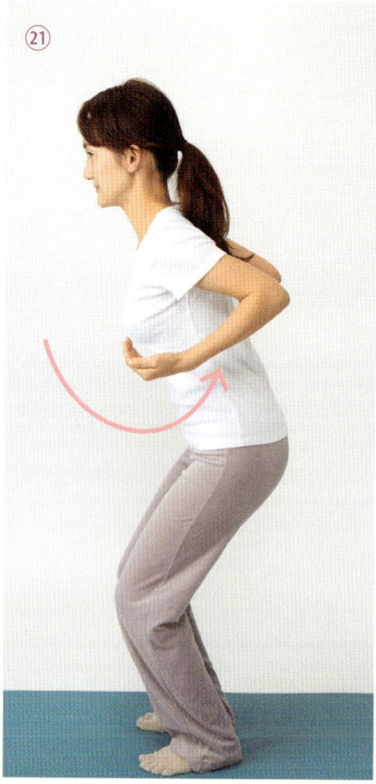

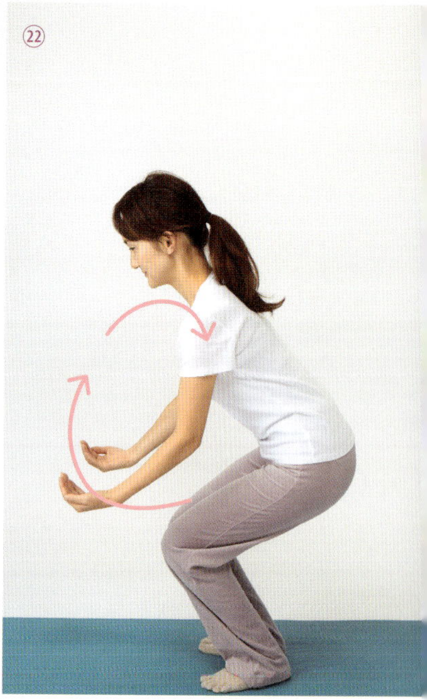

P-⑳〜㉒ **いただきます体操 (2)**
膝を曲げるタイミングのときにいったん腕を手前に引いてから、肩を回しながら円を描くイメージで。

(3) そのまま両手を胸元まで持ってきて、(1)～(3)を繰り返します。

さらに、肩甲骨を意識して動かすことで肩こりの解消が期待できます。

(➡P-㉓、㉔)

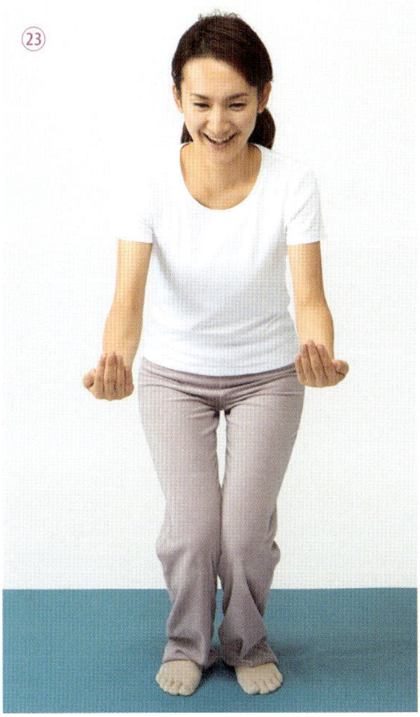

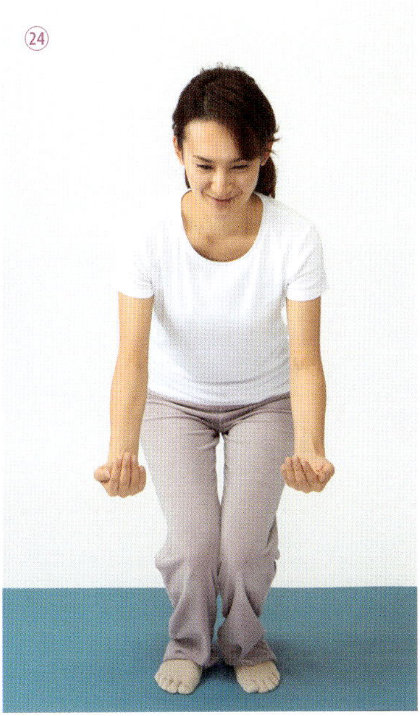

P-㉓、㉔ いただきます体操(3)

正面から見たところ。膝は屈伸、手はできるだけ遠くへ、そして、肩甲骨を大きく回すことを意識しましょう。

2 ブリージングストレッチ

「ブリージングストレッチ」は健康にとって重要な深い呼吸が自然にできるように考案されたストレッチです。深い呼吸もストレッチもリンパの流れをよくしますので、考案者の古久澤靖夫・ブリージングストレッチ院院長の許可を得ていくつかご紹介します（引用：『寝ているうちにやせるカラダになる！　ブリージングストレッチ』講談社）。

1 全身ねじりストレッチ

時間がないときにでもできるワンポーズのストレッチです。

上半身と太ももを伸ばすと同時に胴体を大きくねじる全身運動。骨盤も動かすので、ゆがみの調整にも役立つ万能ストレッチです。縮んだ肋骨が解放されるので、呼吸が深まります。

（1）仰向けに寝て、両膝を立てて両腕を頭の先に伸ばします。
　脚は肩幅くらいに開き膝は90°くらいに曲げ、手のひらを上に向けて両腕を頭の先へ伸ばします。（➡P-①）

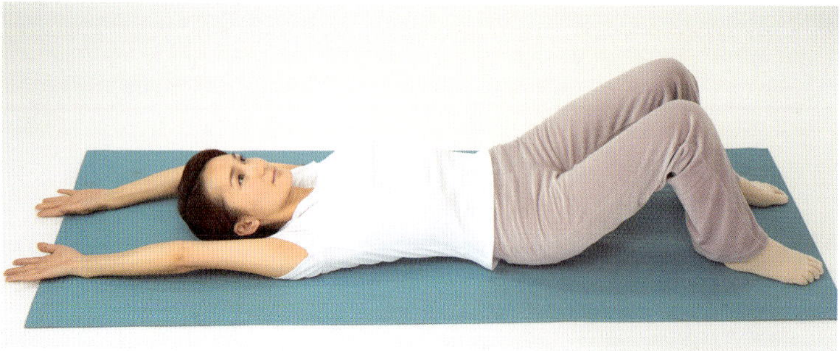

P-①　**全身ねじりストレッチ（1）**
全身の力を抜いて、形から入らずに無理のないように行います。
ほかのポーズも同様です。

（2）次に、みぞおちから下をねじって膝を倒します。

息を吐きながら、みぞおちから下をゆっくり左にねじり、両膝を左に倒します。同時に両手と指先を頭の先の遠くに伸ばし、右膝は指先と反対の方向に伸ばします。右膝から右脇までが伸びていることを意識します。（➡P-②）

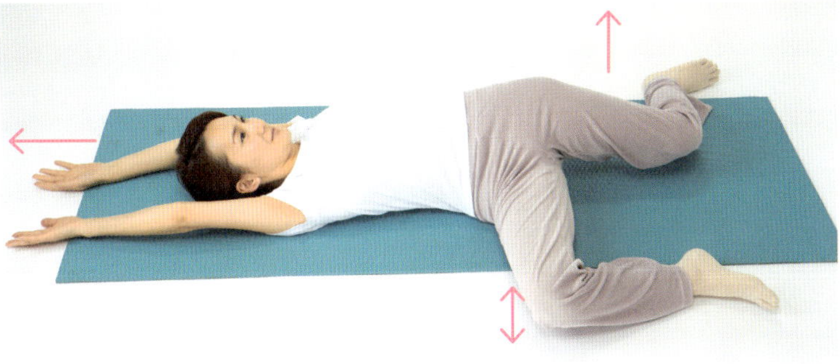

P-②　**全身ねじりストレッチ（2）**
膝を倒したときに、左右でやりにくい側があった場合は、やりにくい側を重点的に行うと左右差がなくなり、ねじれが調整されます。

自然呼吸をしながら30秒間両膝を軽くバウンドさせます。
一度膝を真ん中にもどし、両膝を右に倒して同様に行います。

どちらかの方向がやりにくい場合は、骨盤がねじれているということです。やりにくいほうをもう一度行うとねじれが調整されます。左右の差を感じなくなったら調整成功です。

2 腋窩リンパ節伸ばし

縮んでいた肋骨を引き上げ、呼吸筋の要である肋間筋もほぐれるので、やってすぐに呼吸が深くなります。腋窩リンパ節へのリンパの流れがよくなります。

（1）両手と両膝を床につけて四つんばいになり、膝を腰の幅に開いて足首を立てます。（➡Ⓟ-③）

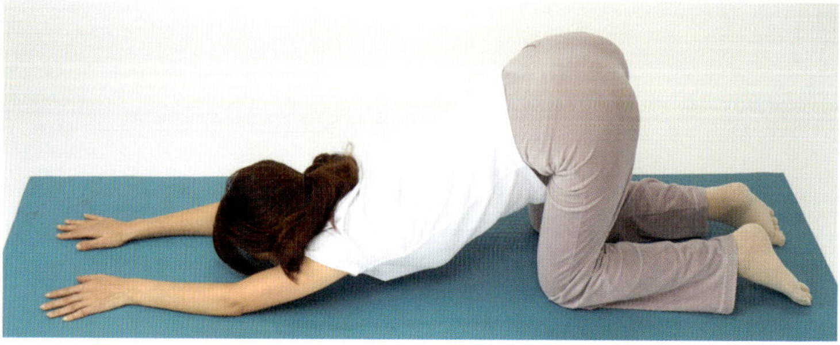

Ⓟ-③　**腋窩リンパ節伸ばし（1）**
この状態から足首を立てて準備します。全体に伸び切ったら、自然呼吸で30秒から1分間キープ。

（2）息を吐きながら片手を前に伸ばし、脇の下を床につけて少しずつ体重をかけながら、気持ちよく脇を伸ばします。顔は反対側に向けて床につけ、反対側に肘は90°に曲げます。太ももは床と垂直に。胴体を左右に小さくゆらしながら、自然呼吸で30秒から1分間キープします。反対側も同様に行います。（➡Ⓟ-④）

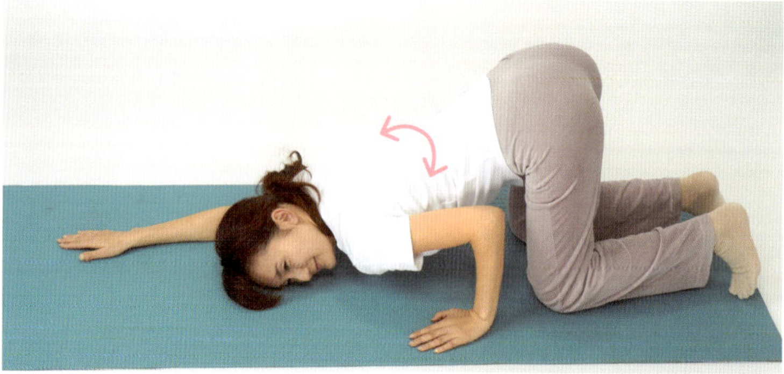

Ⓟ-④　**腋窩リンパ節伸ばし（2）**
肩は床に近づけて、太ももは垂直に、肘は90度になるようにします。脇を伸ばすことを意識しましょう。

3 鼠径リンパ節伸ばし

鼠径部のストレッチですが、横隔膜、呼吸筋とつながっている腸腰筋も刺激されるので、深い呼吸ができるようになります。足先に血液を送る股動脈の縮みやねじれも改善するので、足の冷えやむくみ、だるさにも効果があります。

（1）床に座って片脚を後ろに伸ばします。

正座の状態から肩幅よりも少し広めに両手を開き、膝の前に置きます。左脚を後ろに伸ばし、右のかかとを左脚のつけ根にあてます。背筋を伸ばして上半身を起こします。(➡P-⑤)

（2）お尻を右側に倒します。

そのままお尻を右に倒して床につけ、右のかかとを左脚のつけ根に押しつけるようにします。お尻の右側が刺激されます。(➡P-⑥)

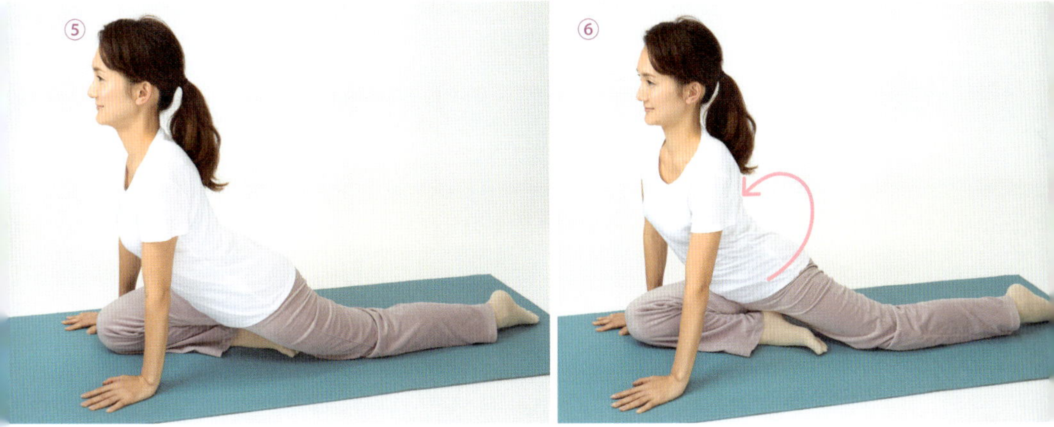

P-⑤、⑥　鼠径リンパ節伸ばし（1）（2）
背筋を伸ばして上半身を起こします（⑤）。
かかとが反対側の足のつけ根にあたっているか確認しましょう（⑥）。

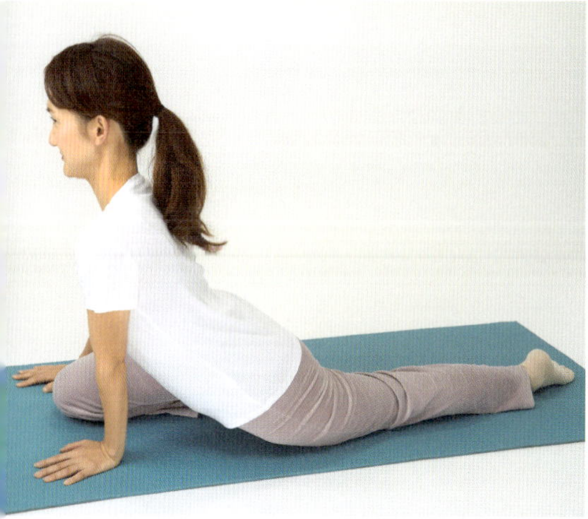

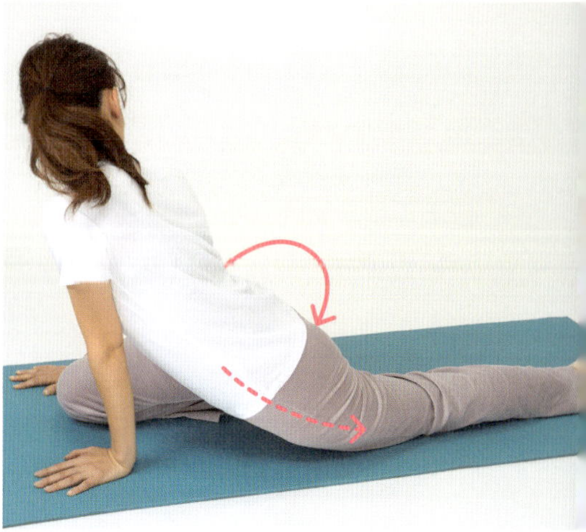

P-⑦　鼠径リンパ節伸ばし(3)
左脚の鼠径部がじんわりと伸びることを意識して…。

P-⑧　鼠径リンパ節伸ばし(4)
このとき、みぞおちから膝までよく伸びているか確認してください。

(3) お尻を左側に倒して左脚のつけ根を伸ばします。

今度は左側にお尻を倒します。床にお尻がつかなくてもOKです。このときに左脚の鼠径部がじんわり伸びることを意識してください。(➡P-⑦)

(4) 肩越しにつま先を見ながらお尻をゆらします。

(2)と(3)を交互にゆっくり4回繰り返したあと、(3)の姿勢から右の肩越しに左のつま先を見るように首をねじります。そのまま自然呼吸をしながら10～30秒間、お尻を左右に小さくゆらします。(➡P-⑧)

3 表情筋リンパ体操

人間の顔には表情筋と呼ばれる約30対の筋肉があり、それらを動かすことでさまざまな表情がつくられています。

普段、顔の筋肉を意識して動かすことはあまりないかもしれませんが、あまり動かさないと筋肉が硬くなり、やはりリンパの流れが滞りやすくなります。

からだはリンパ体操、顔は表情筋リンパ体操（表情筋ストレッチ）でリンパの流れを保ちましょう。

表情筋ストレッチで気をつけなければいけないことは、シワができない程度に表情筋を動かすことです。

口を大きく開けすぎると顎関節症になる可能性があり、また、鼻の穴を広げすぎていると鼻の穴が大きくなってしまう可能性があります。しかめっ面などは、やりすぎると形状記憶されて余分なシワができるので注意しましょう。

以上のことに気をつけて、表情筋をいろいろな方向に動かして、筋肉を柔軟にしましょう。

以下の表情筋ストレッチは、加藤ひとみ・一般社団法人日本セルフリフティング協会代表理事のご協力を得て、「新・たるみ改善プログラム」のテキストから引用させていただきました。

1 口周りの筋肉を鍛え、ほうれい線を予防する

①〜④を 2 セット行います。（➡P-①〜④）

①

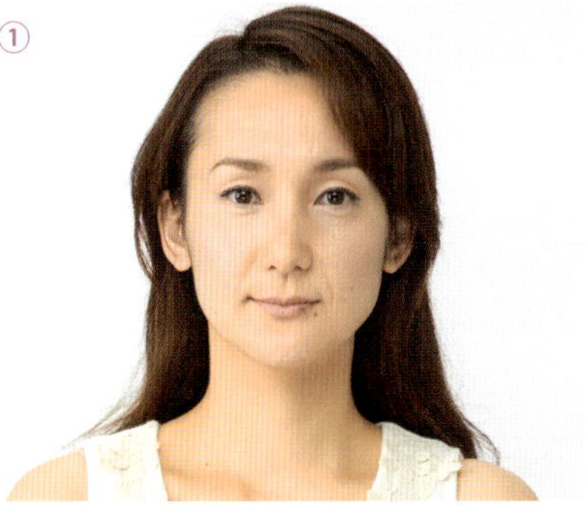

口輪筋を鍛え、口元に張りを与えます。
準備

②

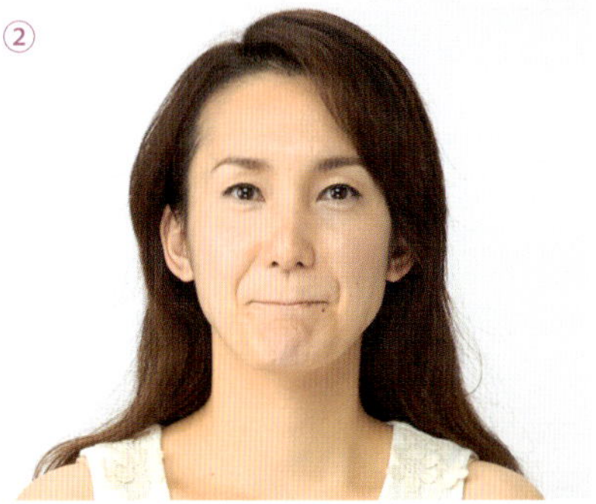

上唇と下唇を押し合います。
5 秒キープ

③

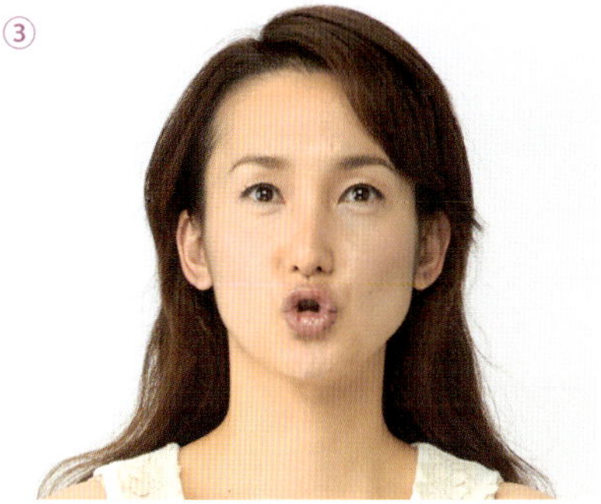

唇を表側に思い切り出します。
5 秒キープ

④

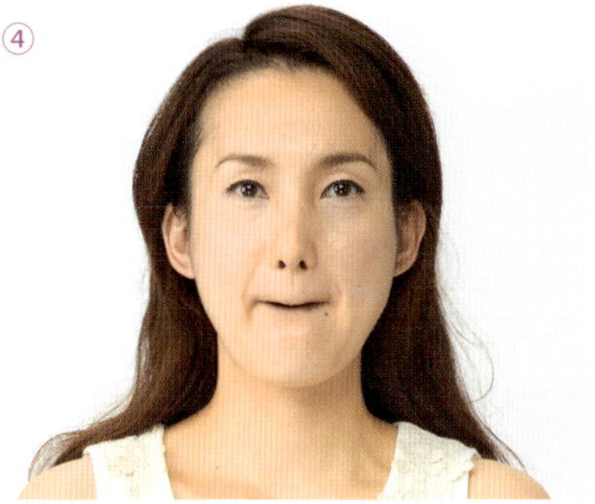

次は唇を内側に思い切り巻き込みます。
5 秒キープ

P-①〜④　口周りの筋肉を鍛え、ほうれい線を予防する

2 首の横シワを予防する

⑤

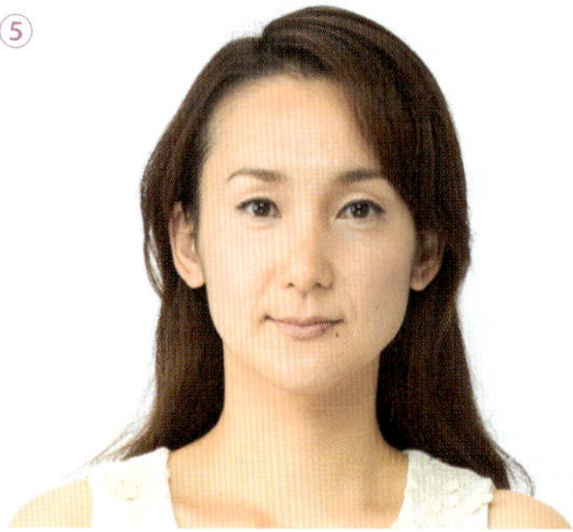

首からデコルテを美しく整えます。
準備

⑥

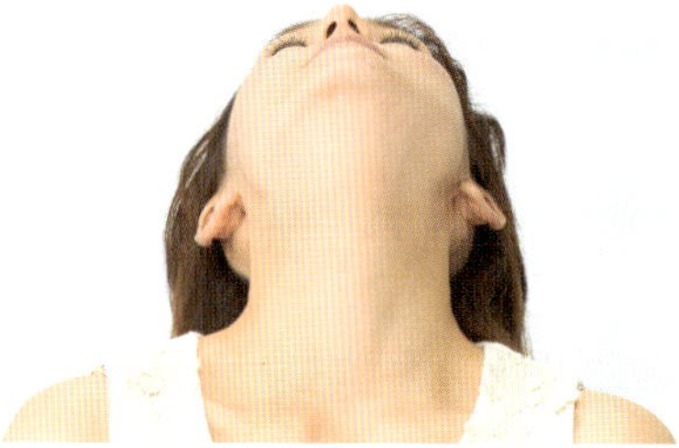

真上を見上げます。
ゆっくり見上げます。5 秒キープ

⑦

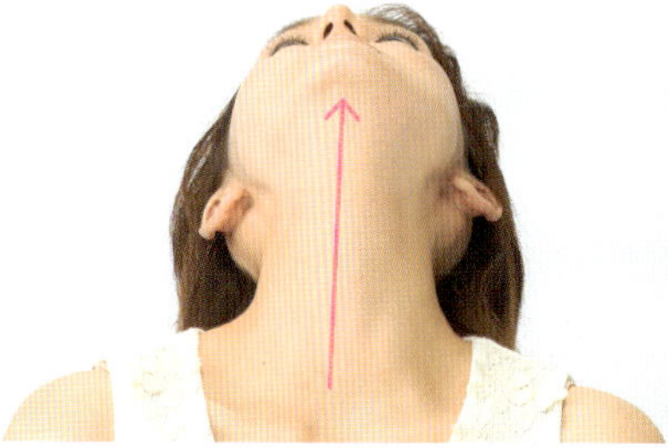

⑧

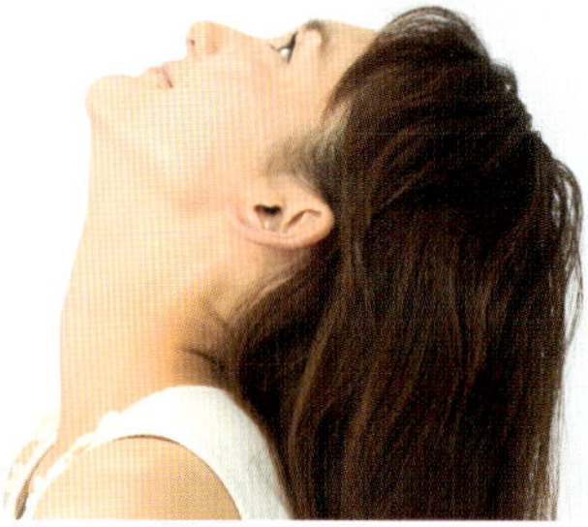

顎をぐっと突き出します。
首の皮がピンと突っ張るのを感じます。5 秒キープ

P-⑤〜⑧　**首の横シワを予防する (1)**

⑨

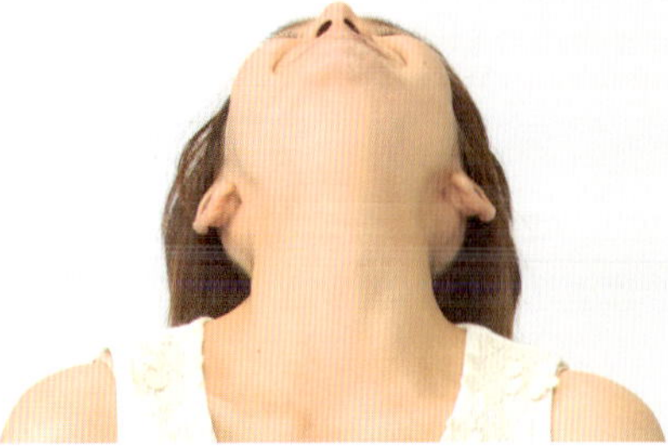

⑩

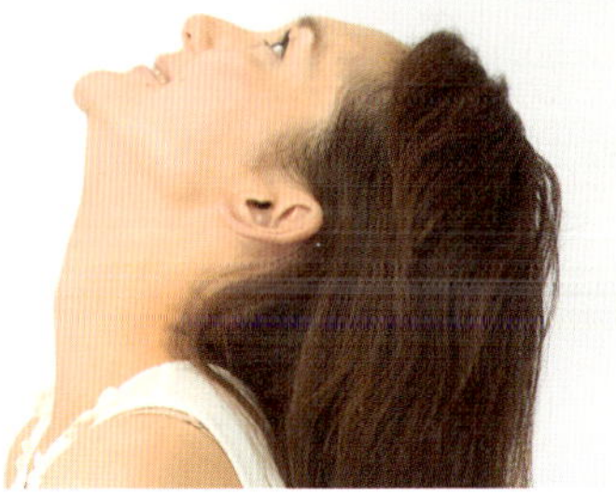

「いー」の口をします。5 秒キープ

Ⓟ-⑨、⑩　**首の横シワを予防する（2）**

Ⓟ-⑤〜⑩を 2 セット行います。

3 頬下の脂肪を絞り取る

頬下をすっきり引き締めます。
※頬がこけているかたは、このトレーニングをしないでください。

⑪

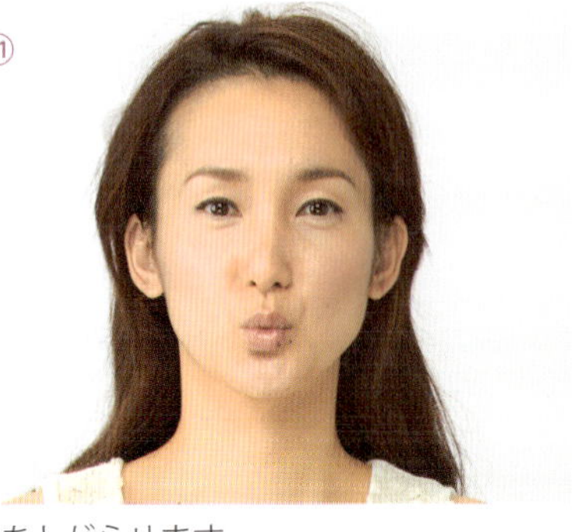

口をとがらせます。

⑫

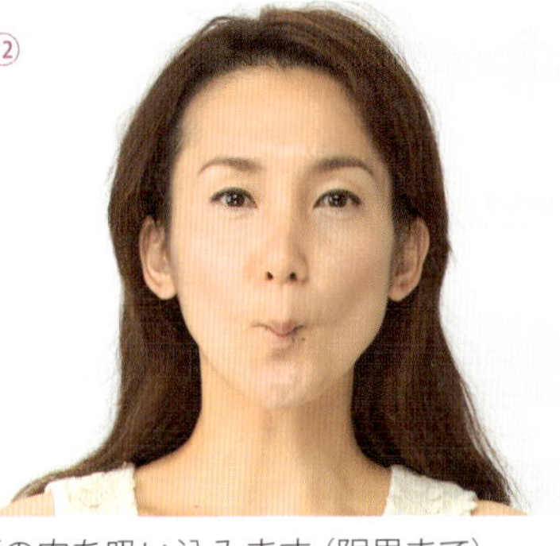

頬の肉を吸い込みます（限界まで）。

Ⓟ-⑪、⑫　**頬下の脂肪を絞り取る（1）**

⑬

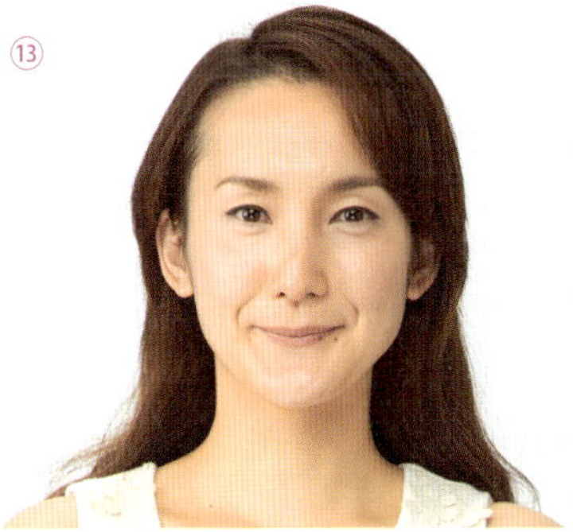

吸い込みを維持したまま、口を一文字にします。

⑭

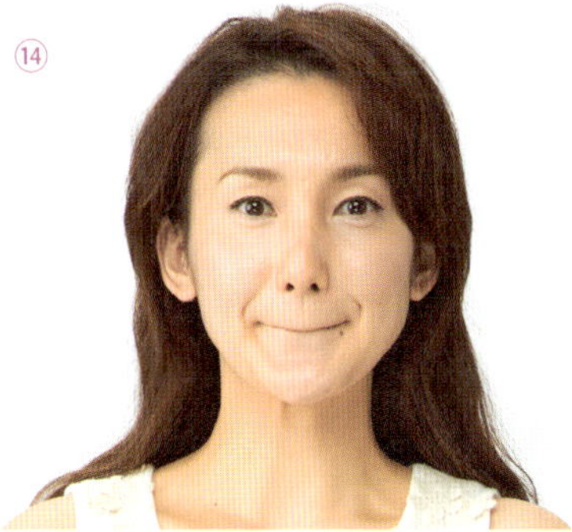

吸い込みを維持したまま口を写真のように引き締めます。

P-⑬、⑭　頬下の脂肪を絞り取る(2)

P-⑪～⑭を2セット行います。

4 口角トレーニング

- 思い切りの笑顔で
- 一言一言は1秒ずつ
- 常に口角を意識
- 顔にシワを寄せない程度の大きな口
- 声を出さなくてよい（口パク）

あ・え・い・う・え・お・あ・お
か・け・き・く・け・こ・か・こ
さ・せ・し・す・せ・そ・さ・そ
た・て・ち・つ・て・と・た・と

以上を繰り返します。口の筋肉、口輪筋が刺激されてだるくなったら終了します。

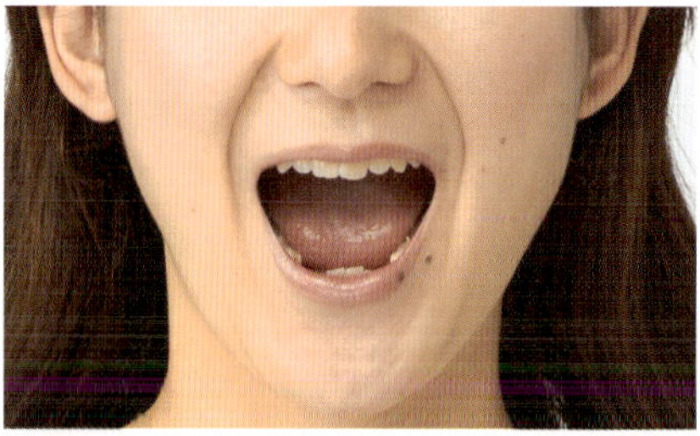

あ　(➡P-⑮)

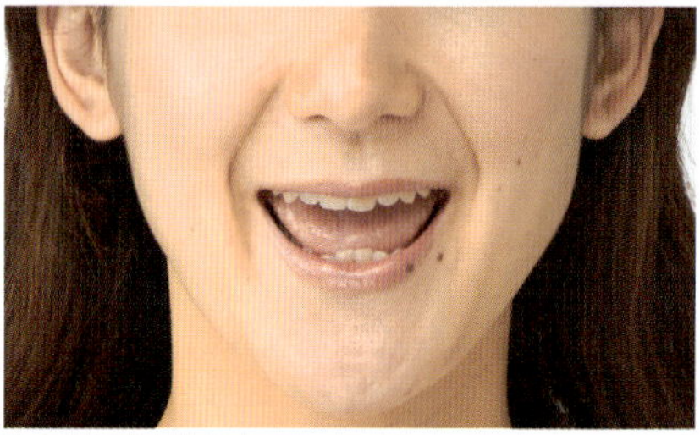

え　(➡P-⑯)

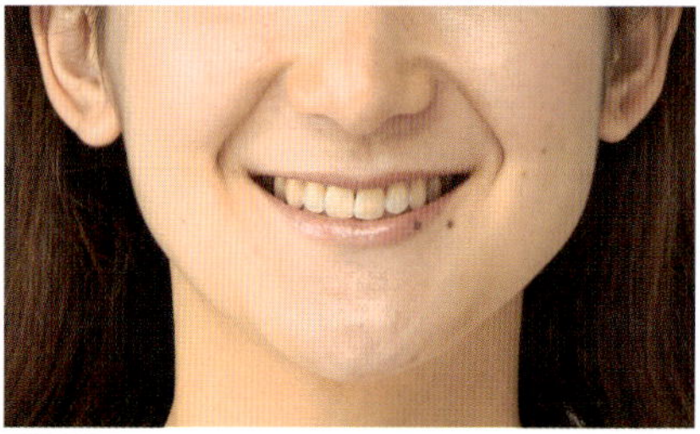

い　(➡P-⑰)

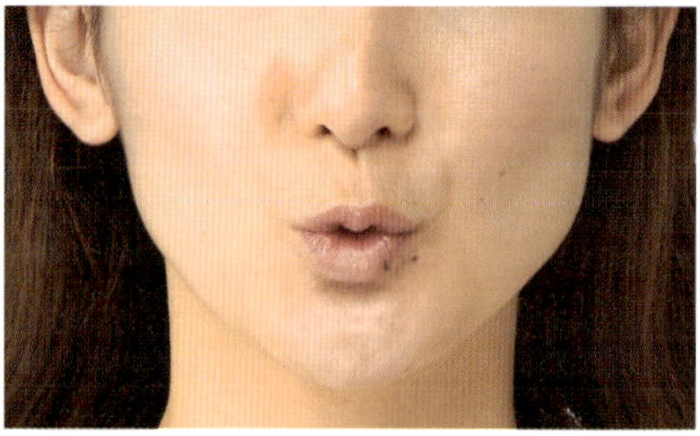

う　(➡P-⑱)

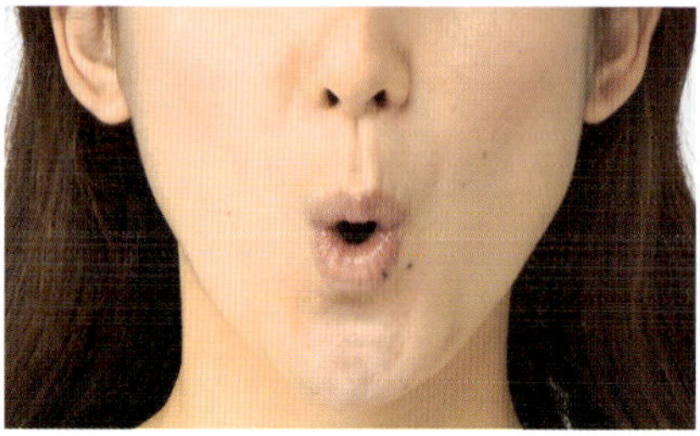

お　(➡P-⑲)

④ お風呂とリンパケア

1 全身に一定の圧がかかるとリンパの流れがよくなる

リンパ浮腫のような症状のあるかたは医療用の着圧ストッキングをします。また、若いかたの間では、圧のかかるハイソックスをはくとむくみが取れると人気があります。

むくみは漢字を使うと「浮腫み」と書きますが、リンパの流れが悪いとむくみを引き起こします。

リンパの流れをよくするには、皮膚全体に一定の圧をかけるのがよいので、水につかるという行為は効果的です。水の重さは空気の 1,000 倍もあります。

私たちが水につかる機会としては、海・プール・温泉・自宅のお風呂・銭湯などありますが、どれも肩までつかれば全身に圧がかかります。

海やプールは泳いで筋肉を使うという点でも、リンパの流れにとってはたいへんよいのですが、からだを冷やさないように気をつけてください。

2 腹部に水圧がかかると血流もリンパの流れもアップする

ただ、リンパの流れは体温に関係しますので、やや熱い温度のお水、つまりお風呂・銭湯などのほうがより効果的です。

腹部は無防備なので、水圧の影響を受けやすい場所です。腹部に水圧がかかると内臓が横隔膜を押し上げるため、腹式呼吸になりやすく、心肺機能の向上、筋肉の収縮により血流アップ、リンパの流れアップにつながります。

ある程度水圧のあるシャワーやジャグジー、打たせ湯などもリンパの流れにはよいといえます。また、湯船でからだを伸ばしたり曲げたりのストレッチ運動もリンパの流れを促します。

からだを洗う際は、リンパケアに即してからだから遠い末端の部分からリンパ節に向けて洗いましょう。

3 ぬるめの半身浴には向き不向きがある

ぬるめの半身浴を推奨される人が多いのですが、副交感神経優位になります。ストレス過多の人や、心臓の弱い人や体力がない人にはその方法もよいでしょうが、寒く感じたときは無理してぬるめの半身浴を通さないようにしてください。

健康体の人がリンパの流れをよくしたい場合には、やや熱めの全身浴をおすすめします。欧米人は、シャワーや浅いバスタブにぬるめのお湯での入浴でも問題ありません。脂肪や筋肉量も多く、体温がもともと高めですので、日本人とは体質が違うのだと思ってください。

日本にいる欧米人が冬でも薄着で平気そうにしているところはよく見かけられますが、あるテレビ番組で日本人と外国人の平均体温を比較したところ、日本人 36.2℃（152 人）、欧米人 36.9℃（57 人）で、その差は 0.7 度もあったそうです。

昔の日本人は熱めのお湯の銭湯に入る習慣がありました。それが本来の日本人に合ったお風呂の入り方です。銭湯の湯船には水深があるので、水圧が高くなり、足や手の末端まで血流がよくなり、第二の心臓といわれるふくらはぎを自然に刺激してくれるので、時々は銭湯に行くこともおすすめします。

4 家庭のお風呂の湯温は「体温＋ 4℃」が最適

家庭でのお風呂の温度は、体温プラス 4℃がよいといわれています。もともと冷え性の人は、長く入っていられなかったりしますが、少しずつでも長く入れるようにすると、体温が上がり、肩こりや首のこりなどの筋肉のこりも解消され、リンパの流れがよくなります。

毎日 10 分間の入浴が目標ですが、のぼせて倒れるなどの事故があっては本末転倒なので、疲れているときや不快なとき、熱があるときは避けるなど、無理のないようにしてください。

また、不眠症の人は交感神経優位になっているので、寝る前の熱いお湯のお風呂や明るい照明は、かえってさらに交感神経を優位にしてしまいますので、温かめのお湯＋薄暗い照明のほうがよいでしょう。

※参考文献：『銭湯養生訓』（神藤啓司 著）

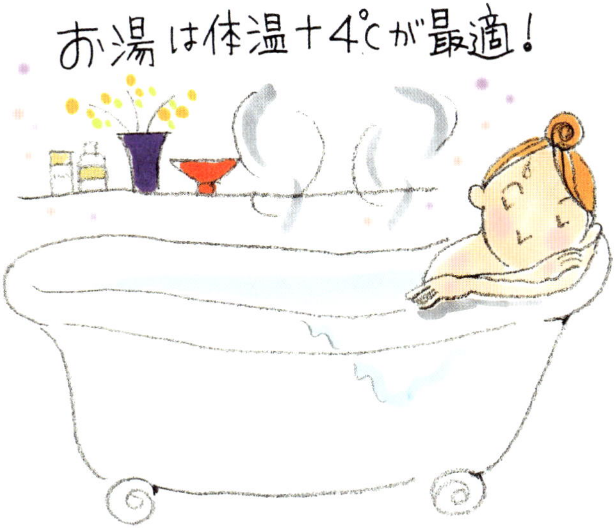

5 リンパの流れをよくする生活習慣

1 からだを冷やす食べ物はひかえる

リンパは冷えに弱いといいましたが、当然、からだを冷やす食事よりも温める食事にすることが大切です。

夏野菜はからだを冷やすといわれています。もちろん、季節に合わせて旬のものを食べるのはよいことです。南方の食べ物はからだを冷やす傾向にあります。たとえばバナナは、暑いところに住んでいる人たちのからだを冷やすためにあるのです。寒い季節には、リンパの流れのために夏野菜はほどほどにしたほうがよいでしょう。

やはり食べ物は、その土地で獲れたもの、「身土不二」が理想的です。身土不二は、人間のからだは住んでいる風土や環境と密接に関係していて、その土地の自然に適応した旬の作物を育て、食べることで健康に生きられるという考え方です。もともとは仏教用語で、「しんどふじ」または「しんどふに」と読みます。

昔ながらの食事がリンパの流れにもよいのです。

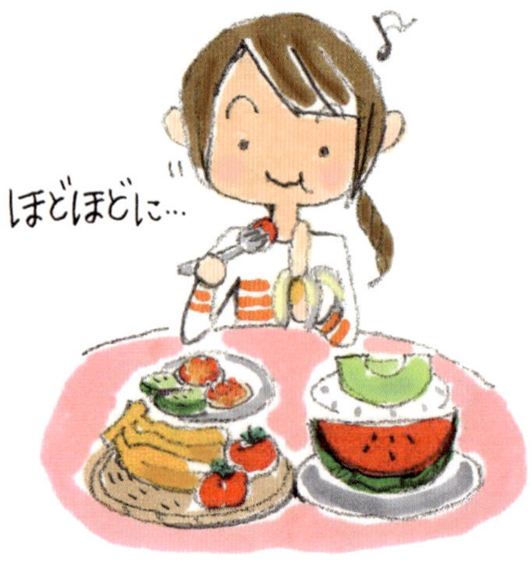

2 甘いものや白いものはからだを冷やす

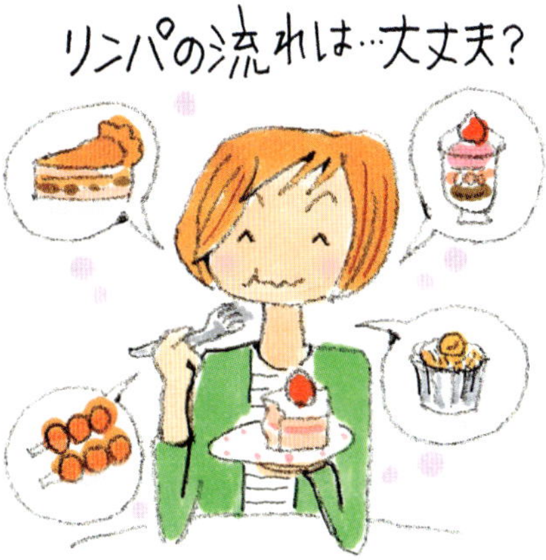

水っぽいもの、油っぽいものもからだを冷やします。

柔らかいものもからだを冷やします。逆に硬いものはからだを温める傾向にあります。硬いものを食べるときはよく咀嚼するので、リンパの流れもよくなるのです。

スムージーや野菜ジュースもよいのですが、リンパの流れにとっては、生野菜をそのまま食べるほうがさらによいといえます。

また、甘いものもからだを冷やします。その代表は砂糖です。甘いものを過度に摂りすぎないようにしましょう。

食べ物を色から見ると、白いもの、つまり精製されたものがからだを冷やします。ただ、白いものにも例外があって、塩（自然塩）はからだを温めます（しかし、摂りすぎてもリンパの流れが悪くなり、からだがむくんでしまいます）。

米やパンなどは中間に位置し、冷やしも温めもしないといわれていますが、やはり玄米やライ麦パンなどの自然の色がついていて黒に近いものはからだを温める傾向にあるといわれています。（※玄米はすぐに炊かずに、丸1日水に浸けておいてふやかしてから炊くほうがよいといいます）

添加物などの化学物質や、薬も多くのものがからだを冷やします。薬の中でもとくにステロイドはからだを冷やすと指摘する研究者もいます。

3 水分もお酒も摂りすぎないこと

水分とリンパの関係はどうでしょうか？

摂りすぎるとやはりむくみますし、不足するとリンパの流れが悪くなりますので、ほどほどに摂ってください。「１日に何リットルも飲みなさい」とか、「喉が渇く前に飲みなさい」というのは摂りすぎです。もちろん、真夏の炎天下で働く人の熱中症防止のためには、喉が渇く前に飲むことが必要です。

通常の生活では、「喉が渇いたら水分を摂る」ということでよいでしょう。

水分に関連して、過度の飲酒もリンパの流れによくありません。アルコールの作用によりからだが脱水症状になって喉が渇き、つい水分を摂りすぎることになり、それがむくみの原因となるからです。

4 ゴムでからだを締めつけない

食べ物やストレス以外にも、日常生活の中にリンパの流れを滞らせる原因が潜んでいることがあります。そのひとつがからだの部分的な締めつけです。とくにゴム製品による締めつけはリンパの流れを悪くします。女性用の矯正下着なども、１日中つけるときには注意が必要です。

リンパの流れをよくするための医療用の弾性ストッキングのように、全体に圧がかかるような締めつけは問題ありませんが、ずり落ちないようにゴムで強く止める箇所はリンパが滞りやすくなりますので、ゴムの跡がついた部分はリンパケアしてあげてください。時々輪ゴムなどを手首にはめている人を見かけますが、リンパの流れを滞らせてしまいます。止めるゴム部分がきつい靴下もよくありません。

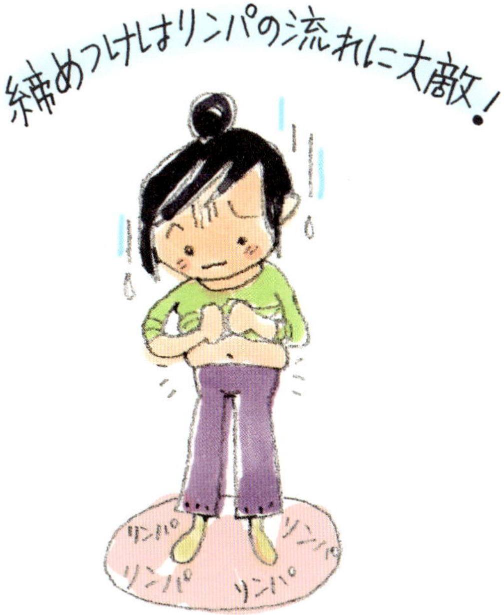
締めつけはリンパの流れに大敵！
リンパ
リンパ
リンパ
リンパ

5 寝るときは下着をつけないほうがいい

寝るときは本来何も身につけないのがいいのですが、下着をつける場合は、フンドシにするとか、ゴムのないものにするとよいでしょう。最近、からだによいということで女性用のフンドシがテレビなどでも話題になっていますが、そのとおりです。下着をやめたら腰痛がなくなったという人や、肌がきれいになったという人もいます。

下着はほぼ1日中、365日つけているわけですから、ゴムが使われている下着はずっとからだを締めつけていることになります。そうすると、当然リンパの流れに影響をおよぼします。日中は仕方ないとしても、寝るときはなるべくゴムが使われていない下着にするなどして、からだを締めつけから解放させてあげることをおすすめします。

寝るときの枕についても、当協会では頭を乗せるのではなく、首の後ろにあてる枕を推奨しています。枕はこのようにして使うと、からだの力が抜けてゆっくり休むことができます。

また、リンパの流れをよくするためにと足首を枕の上に乗せて寝る人がいますが、それよりは、膝の裏にバスタオルをくるくる丸めたものなどを置くほうが効果的です。

夏以外の季節は、寝るときに首、手首、足首は冷やさないようにしてください。

睡眠不足もリンパの流れを悪くします。

7章のポイント

❶リンパの流れをよくするために、ラジオ体操やストレッチなどのハードすぎない運動がおすすめ。

❷首・手首・足首という「首」のつく箇所は冷えやすくなっているので、よく回してリンパの流れをよくしよう。

❸つま先と呼吸を連動させる「吸って吐いて体操」は手軽で場所を選ばず、冬場の足が冷たいとき、眠れないときのほか、足がつりやすい人、足のむくみが気になる人に効果的。

❹「ください」「いただきます」体操は4大リンパ節をすべて動かす効率的な体操で、全身がすぐに温まり、血流・リンパともに流れがよくなる。

❺「ブリージングストレッチ」は深い呼吸を自然にできるように考えられており、ストレッチも深い呼吸もリンパの流れを促進する。

❻「表情筋リンパ体操（表情筋ストレッチ）」は普段意識して動かすことが少ない顔の筋肉を柔軟にするすぐれた方法であり、リンパの流れをよくするのでもちろん美容効果も期待できる。

❼入浴は全身に一定の水圧がかかるのでリンパの流れをよくする。銭湯はおすすめ。

❽健康体の人がリンパの流れをよくしたい場合はやや熱めの全身浴がおすすめ。家庭のお風呂の湯温は「体温＋4℃」が最適。

❾リンパは冷えに弱いので、からだを冷やす食べ物には注意が必要。甘いものや白いものはからだを冷やす。「身土不二」が理想的。

❿水分はなるべく多く摂取すべきという意見もあるが、リンパの流れから見ると、摂りすぎも不足もよくない。基本的には「喉が渇いたら水分を摂る」でOK。過度の飲酒は脱水症状を招き、つい水分を摂りすぎることになるので要注意。

練習問題

Official Approval Textbook for Lymphatic Care

[4択問題] 1つだけ選んでください。

1 リンパ液のスタート地点はどこですか？
① つま先や指先
② 大腸
③ 毛細血管のそば
④ 鎖骨

2 リンパ液の成分で最も多く含まれるものはどれですか？
① 細菌
② タンパク質
③ 免疫細胞
④ 水分

3 免疫細胞は以下のうちどれに含まれますか？
① 白血球
② 血小板
③ 赤血球
④ 血しょう

4 むくみが起こる要因として不適切な記述を選びなさい。
① からだを冷やす
② 水分の摂取が多い
③ 水分の摂取が少ない
④ 適度な運動

5 リンパ球の元はどこでつくられますか？

① 心臓
② 血管
③ 骨髄
④ 脳幹

6 リンパの流れが滞るとどのようなことが起こりますか？

① 筋肉が硬化する
② 筋力がアップする
③ 筋肉の柔軟性が上がる
④ 筋肉量が増える

7 リンパ液が赤くないのはなぜですか？

① 酸素が多く流れているから
② ヘモグロビンが含まれていないから
③ 水分が多いから
④ 老廃物がたくさん含まれているから

8 リンパ節の働きとして適切なたとえはどれですか？

① インターチェンジ
② フィルター、関所
③ サービスエリア
④ 料金所

9 リンパ管について正しくない記述を選びなさい。

① 逆流を防ぐ弁がある
② 血液が多く流れている
③ 最終的には血流にもどる
④ 輸入リンパ管と輸出リンパ管がある

10 ほうれい線と最も関係があるとされる筋肉はどれですか？

① 前頭筋
② 後頭筋
③ 側頭筋（側頭頭頂筋）
④ 眼輪筋

11 頭皮が硬くなっているとどのような症状が現れますか？　不適切な記述を選びなさい。

① 白髪
② 薄毛
③ おでこのシワ
④ 目の開きがよくなる

12 リンパ液のゴールはどこですか？

① 鎖骨下静脈
② 胃
③ 膵臓
④ 大腸

13 リンパ液の流れをよくする要因として不適切な記述を選びなさい。

① 適度な運動
② 深呼吸
③ 水分をなるべく多く摂る
④ ストレスを発散する

14 日本リンパ協会が推奨するリンパケアの特徴とは？

① ほぐして流す
② かなり痛みがあっても我慢する
③ そっと優しくさすることが基本
④ 主に器具を使う

15 リンパケアをする際にジェルを使う目的として不適切な記述を選びなさい。

① 皮膚の保護
② 冷やしてこりを取り去る
③ こりを探しやすくする
④ 手と皮膚との抵抗を減らしてリンパを流しやすくする

16 食べ物の中でリンパの流れによいものはどれですか？

① 冷たいもの
② 温かいもの
③ 白いもの
④ 柔らかいもの

17 リンパ液が流れる通常の速度は？

① 秒速 0.5 cm 以下
② 秒速 1.0 cm
③ 秒速 1.5 cm
④ 秒速 2.0 cm

18 リンパの流れによくないこととして、不適切な記述を選びなさい。

① 冷え
② ゴム製品の締めつけ
③ 運動
④ 偏食

19 NK 細胞の NK とは何の略ですか？

① ナショナルキラー
② ナチュラルキラー
③ ネイティブキラー
④ ネイチャーキラー

20 リンパケアによって期待できることとして、不適切な記述を選びなさい。

① 病気になりにくくなる
② 筋肉の柔軟性が増す
③ 美容面にも有効
④ ストレスに弱くなる

21 緊張時に優位になる神経はどれですか？

① 交感神経
② 副交感神経
③ 末梢神経
④ 三叉神経

22 リンパケアによってリラックスすると増えるものはどれですか？

① 顆粒球
② リンパ球
③ マクロファージ
④ コレステロール

23 毛細リンパ管の細胞の壁には非常に細い繊維があり、これが引っ張られると細胞壁の隙間が広がり、そこから組織液が流れ込む。この繊維は何と呼ばれていますか？

① 弁
② 係留フィラメント
③ 内皮細胞
④ 細胞間隙

24 次のうち、リンパ器官でないものはどれですか？

① 胸腺
② 骨髄
③ リンパ液
④ リンパ節

---

25 リンパ節にたくさん詰まっていて、免疫反応によって外敵を攻撃するのはどれですか？

① マクロファージ
② リンパ球
③ 顆粒球
④ サイトカイン

[○×問題] ○か×で答えてください。

1 リンパ液は血液と同じようにからだの中を循環している

2 リンパ液が流れる速度は血液と変わらない

3 血液が心臓という強力なポンプの力で流れるのと同様に、リンパ液にも専用の強力なポンプがある

4 理想的な体温は36度である

5 リンパを流すと低体温が改善されやすい

6 交感神経が優位になるとリラックスする

7 交感神経と副交感神経のバランスは一日中変わらない

8 免疫力は生まれつきのもので、一生変わらない

9 リンパの流れは食生活に影響される

10 がんは遺伝によってのみ発症する

11 セルライトと冷えは関係ない

12 リンパ流しのためのマッサージは早いスピードで行うほうが効果的である

13 生理中はデリケートなのでリンパケアはしないほうがよい

14 脳内のリンパは滞りやすいので、頭のリンパケアは重要である

15 ジェルよりもオイルを使ったほうがこりを見つけやすい

16 リンパケアは衣服の上から行ってはいけない

17 人の顔は左右対称である

18 リンパの流れをよくするには、毎日２リットル以上の水を飲むべきだ

19 リンパ流しは、こっている場所すなわちリンパが滞っている範囲内で集中して行うのが最も効果的である

20 リンパ腺とはリンパ管の別名である

21 Ｔ細胞は骨髄で完成される

22 リンパ球が増えると、それにつられて顆粒球も増える

23 体重に占める水分の量は男性より女性のほうが多い

24 毛細リンパ管はからだの浅いところや深いところに張り巡らされている

25 小腸にある中心リンパ管は脂肪を吸収・運搬する

[練習問題の解答と解説]

[4 択問題]

1：③

毛細血管からしみ出た組織液が毛細リンパ管に入るとリンパ液となる。これがリンパ液の始まり。リンパ液はだんだん太くなっていくリンパ管を流れて行って最終的には血流にもどる。

2：④

リンパ液の内容は水分（リンパしょう）が大部分。リンパ球、脂肪などを含むほか、老廃物や細菌、ウイルス、がん細胞、タンパク質（血しょうタンパク）などが入ってくることがある。

3：①

免疫細胞とは B 細胞、T 細胞、NK 細胞などのリンパ球のことで、これらは白血球に含まれる。

4：④

リンパ液の停滞はむくみとなって現れる。冷え、水分不足、水分摂取過多などはリンパ液の停滞の原因と考えられる。適度な運動はリンパの流れを促す。

5：③

リンパ球の元は骨髄でつくられ、血液の流れに乗って胸腺などのリンパ組織に入り、そこで分化･成熟する。T 細胞は胸腺で成熟してできるリンパ球である。

6：①

日本リンパ協会では「冷える・硬い・痛い」はセットになっていると指導している。リンパの流れの停滞と筋肉の硬さは相関関係にある。

7：②

血液が赤いのは、赤血球にヘモグロビンが含まれているから。ヘモグロビンは赤い色素を持っている。毛細血管からしみ出た組織液には赤血球が含まれていない。

8：②

リンパ節にはリンパ球がぎっしり詰まっているほか、マクロファージや顆粒球もいて、リンパの流れに乗ってきた老廃物、細菌、ウイルスなどを処理するので、フィルターと表現できる。

9：②

リンパ管の中を流れているのはリンパ液。輸入リンパ管と輸出リンパ管はリンパ節にある。リンパ液は輸出リンパ管を通って最終的には静脈に入る。

10：③

耳の周りの筋肉、つまり側頭筋に対するリンパケアをした結果、ほうれい線が薄くなったという多数の報告があるほか、片頭痛が改善された例もある。

11：④

頭皮の硬さをほぐしてリンパ流しをすると、目の開きがよくなり、その結果、目が大きくなった印象を与える。また、白髪が黒くなってきた、髪が生えてきたという報告もある。

12：①

リンパ液は毛細血管からしみ出た組織液から始まり、毛細リンパ管、集合リンパ管、リンパ節、リンパ本幹などを経て、最終的には鎖骨下静脈に入って血流にもどる。

13：③

運動や深呼吸は筋肉を動かすのでリンパの流れを促す。ストレスはリンパの滞りを招く。水分の摂取不足も摂取過多もリンパの流れにはよくない。

14：①

「リンパケアはなるべく優しく行う」という指導が一般的だが、まず筋肉をよくほぐしてから、ある程度の圧をかけながらリンパを流すほうが効果的。痛みは無理して我慢しないこと。

15：②

ジェルを使うと、手指と皮膚との間の摩擦が減るのでリンパを流しやすくなるのと同時に皮膚の保護にもなる。また、こりを見つけやすくなる。

16：②

冷えはリンパの大敵。したがって冷たい食べ物の摂りすぎはリンパの流れにはよくない。精白された食べ物もからだを冷やすといわれている。

17：①

リンパ液が流れる速度は秒速 0.5cm 以下、分速でも 24cm くらいといわれ、非常にゆっくりである。

18：③

冷えはリンパの大敵。下着のゴムや靴下のゴムはからだの一部分を締めつけるのでリンパの流れによくない。

19：②

NK（ナチュラルキラー）細胞はがん細胞を攻撃することでよく知られている。

20：④

リンパケアを続けているとリンパ球の増加、免疫力アップにつながる。筋肉ほぐしとリンパ流しによって筋肉が柔らかくなるほか、シワやシミが薄くなるなどの美容効果も期待できる。

21：①

緊張すると交感神経優位、リラックスすると副交感神経優位になる。

22：②

リラックスすると副交感神経優位となり、リンパ球が増える。逆に緊張すると交感神経優位となり、顆粒球が増える。

23：②

係留フィラメント

24：③

リンパ液

25：②

リンパ球

[○×問題]

1：×

リンパの流れは一方通行である。毛細リンパ管から始まって、最終的には鎖骨下静脈に流れ込む。

2：×

血液は 30 ～ 40 秒で全身を一周するが、リンパ液は 12 時間～ 24 時間で一周する。

3：×

リンパには心臓のようなポンプの役割をするものはない。リンパ管自身の収縮運動、骨格筋の動きや呼吸、腸の蠕動運動、血管の拍動、外圧（マッサージなど）などによってゆっくりと流れている。

4：×

厳密には個人個人で理想の体温は異なるが、おおむね 36.5 ～ 37 度が望ましいとされている。低体温の人の体温が 1 度上がると免疫力は 30% 上がるともいわれる。

5：○

セルフリンパケアを始めて半年で 0.5 ～ 1 度上がることも珍しくない。

6：×

逆。リラックスするのは副交感神経優位のときである。緊張したり過度のストレスがかかったりすると交感神経優位となる。

7：×

朝目覚めたときと日中、帰宅後、風呂上がり、就寝時など、時間帯やそのときのストレスのかかり具合などにより、交感神経と副交感神経のバランスは常に変動している。

8：×

免疫力は生活習慣などによって変動する。たとえば、リンパの流れをよくすると免疫細胞が増加して免疫力アップにつながる。

9：○

リンパの大敵のひとつに「冷え」があり、からだを冷やすとされている南方系の食べ物、甘いもの、精製された白いもの、柔らかいものなどはリンパの流れを悪くする。また、水分やアルコールの摂りすぎもリンパの流れにはよくない。

10：×

まだ完全には解明されていないが、環境汚染、発がん性のある化学物質の摂取、過度のストレスなどががんの原因となるといわれている。リンパケアはがん細胞を攻撃するリンパ球を増やすことにつながる。

11：×

冷える→リンパの流れが滞る→脂肪がつきやすくなる→リンパの流れが滞る、という悪循環によってセルライトができる。また、セルライトはいったんできるとなかなか消えにくい。

12：×

リンパ液はゆっくり流れているため、ゆっくり流したほうが効果的。

13：×

リンパの流れをよくすることは浄化作用の促進につながるので、むしろリンパケアを行ったほうがよい。ただし、経血量が増えることがある。

14：×

脳にはリンパ液はほとんど流れていない。リンパ液があるのは頭蓋骨を覆っている骨膜であり、頭のリンパケアは重要である。

15：×

こりを見つけやすいのはオイルよりも硬度のあるジェルを使ったとき。オイルはどちらかというとジェルよりも手をすべりやすくするので、使うとしたらリンパ流しのときに。

16：×

衣服の上からリンパケアを行ってもリンパの流れはよくなる。ただし、直接肌に施したほうが筋肉のこりを発見しやすいうえ、気持ちよさも得られる。

17：×

ほとんどの人の顔は左右非対称である。眉の位置、目の大きさ、頬の高さ、ほうれい線の深さなど、フェイスラインなどを見ると、どこかに左右差がある場所があり、それらのほとんどは筋肉の不均衡から生じている。リンパケアを続けることによって顔の筋肉の不均衡を是正し、左右対称に近づけることができる。

18：×

通常の生活を送る人がファッションモデルやスポーツ選手のように大量の水分を摂ると、かえってリンパの流れを悪くする場合がある。

19：×

こっている場所に集中するのは「ほぐし」であって、ほぐしたら必ず近くのリンパ節までリンパを流すようにする。

20：×

昔から「リンパ腺が腫れた」とよくいわれるが、いわゆるリンパ腺は正しくはリンパ節のことである。「〜腺」はホルモンなどを分泌する器官のことだが、リンパ節はホルモンを分泌しないので腺ではない。リンパ節とリンパ管は区別されるので、いわゆるリンパ腺もリンパ管ではない。

21：×

T細胞の元は骨髄でつくられ、胸腺に運ばれてそこで成熟して完成される。

22：×

白血球中のリンパ球の数と顆粒球の数は拮抗していて、一方が増えると一方は減る。

23：×

成人男性で60%、女性で50〜55%といわれている。女性は脂肪が多いので、男性より水分が少ない。

24：×

毛細リンパ管はからだの浅いところに張り巡らされている。

25：○

小腸における消化物は肝臓に運ばれるが、脂肪だけはリンパ管経由で鎖骨下静脈に運ばれる。

編著者紹介

池田ことみ（いけだ・ことみ）

美容家、美容コラムニスト、リンパケアグランドマスター、リンパケア検定創設者

一般社団法人日本リンパ協会代表理事／株式会社ナイスリンパジャパン代表取締役／リンパスペシャリスト®
年間300回以上のリンパケアセミナーや講演を行うなど、「日本一講座数の多いリンパケア講師」と呼ばれている。日本リンパ協会主催講座のほか、企業や各種団体からのセミナー依頼も多く、これまでに2万人以上に直接指導。「いくつになってもあきらめないあなたを応援します」をミッションに、リンパケアを広めるため多種多様な活動を行っている。
著書に『リンパケア検定1級公式テキスト』『池田ことみのリンパビューティーブック』（いずれも評言社刊）がある。

監修者略歴

上馬場 和夫（うえばば・かずお）

帝京大学医学部客員教授／帝京平成大学ヒューマンケア学部教授。医師、医学博士。
昭和53年 広島大学医学部医学科卒業後、東西医学の融合をライフワークとして、虎の門病院内科レジデント、北里研究所付属東洋医学総合研究所、北里研究所BIセンター、富山県国際伝統医学センター、富山大学和漢医薬学総合研究所を経て、平成23年から現職。
内閣府認証NPO法人日本アーユルヴェーダ協会理事長、日本アーユルヴェーダ学会理事、一般社団法人日本フィトセラピー協会理事長、日本統合医療学会認定・統合医療指導医、日本補完代替医療学会認定学識医、日本温泉気候物理医学会認定・温泉療法医、日本補完代替医療学会理事、日本統合医療学会理事、社団法人日本ヨーガ療法学会理事。
著書に『アーユルヴェーダとヨーガ 改訂第2版』（金芳堂）、『アーユルヴェーダのハーブ医学』（出帆新社）、『アーユルヴェーダ入門』『アーユルヴェーダ・カフェ』『アーユルヴェーダ実践BOOK』（地球丸）、などがある。

編集協力

- **松 岡　隆**（元東京理科大学薬学部専任講師、日本薬理学会学術評議員）
- **加藤 ひとみ**（一般社団法人日本セルフリフティング協会代表理事）
- **古久澤 靖夫**（ブリージングストレッチ本院院長）
- **柏原 ゆきよ**（一般社団法人日本健康食育協会代表理事、管理栄養士）
- **見崎 真由香**（本書の手技写真モデル）
- **稲野辺 郁子**（イラストレーター：第7章イラスト）

JLA 一般社団法人 日本リンパ協会®
〒104-0061 東京都中央区銀座7丁目13番5号 NREG 銀座ビル 1F
代表理事：池田ことみ

● ホームページ https://lymphjapan.com/
● メールアドレス staff@lymphjapan.com
● メールマガジンで最新情報をゲット（無料）
● リンパの流れチェック Book（無料）

メルマガ　Book

リンパケア検定〔2級〕公式テキスト

2015年 2月20日 初版 第1刷 発行
2023年 4月12日 第7刷 発行

編著者　一般社団法人 日本リンパ協会
監　修　上馬場 和夫
発行者　安田 喜根
発行所　株式会社 評言社
東京都千代田区神田小川町 2 - 3 - 13
M&C ビル 3 F（〒101 - 0052）
TEL 03 - 5280 - 2550（代表）
https://hyogensha.co.jp
印刷 ㈱シナノパブリッシングプレス

ISBN978-4-8282-0576-2 C0077
定価はカバーに表示してあります。
落丁本・乱丁本の場合はお取り替えいたします。